U0250680

Tasty Food
食在好吃

男性养生
这样吃最好

甘智荣 主编

江苏凤凰科学技术出版社

图书在版编目（CIP）数据

男性养生这样吃最好 / 甘智荣主编 . —— 南京 : 江
苏凤凰科学技术出版社 , 2015.10（2019.4 重印）
（食在好吃系列）
ISBN 978-7-5537-4257-1

Ⅰ . ①男… Ⅱ . ①甘… Ⅲ . ①男性 – 食物养生 – 食谱
Ⅳ . ① R247.1 ② TS972.164

中国版本图书馆 CIP 数据核字 (2015) 第 049187 号

男性养生这样吃最好

主 编	甘智荣	
责 任 编 辑	樊 明	葛 昀
责 任 监 制	曹叶平	方 晨

出 版 发 行	江苏凤凰科学技术出版社
出版社地址	南京市湖南路 1 号 A 楼，邮编：210009
出版社网址	http://www.pspress.cn
印 刷	天津旭丰源印刷有限公司

开 本	718mm×1000mm 1/16
印 张	10
插 页	4
版 次	2015 年 10 月第 1 版
印 次	2019 年 4 月第 2 次印刷

标 准 书 号	ISBN 978-7-5537-4257-1
定 价	29.80 元

图书如有印装质量问题，可随时向我社出版科调换。

前言 Preface

　　当代男性作为家庭的主力军，既要应对繁重的工作，又要赡养老人、教育子女，从而成为社会上心理负荷最重、工作与生活压力最大的人群。男性为了家庭和事业往往会忽视自身的健康，对身体的种种不良反应及一些疾病的前兆缺乏认识，以至于在身体出现不适症状时，不够重视；再加上受自身体质、生活习惯、外界环境以及心理压力等因素的影响，使得许多病症都悄无声息地袭击着看似健康的男人，最终"养痈成患"。

　　男人如车，需要及时保养，若等到身体某个"零件"松了、某个部位罢工了，再去求医，则为时已晚。人生漫漫长路，男人这辆车，承载着女人的快乐、家人的幸福，必须要好好爱护与珍惜。生了病必须要去医治，但不能仅仅依靠药物治疗，所谓"求医不如求己，防病远胜于治病"。健康最大的敌人不是病毒，而是自己，提高自身的保健意识、掌握科学的养生之道对男性的身体健康有着十分重要的意义。而说到养生之道，恐怕世界上没有哪个国家能够与我国相媲美。《黄帝内经》中说："不治已病治未病，不治已乱治未乱。"这本书作为我国第一部养生宝典，它不仅讲述怎样治病，更讲究如何防患于未然，使人们通过调节日常饮食来达到预防疾病、延年益寿的目的。然而时下很多男性，尤其是成功男性通常会选择服用昂贵的保健品来保养自己的身体，其实很多常见的药材和食材在疗效与营养提供上完全能胜过所谓的保健品，这亦是药膳养生为何这样受人们推崇的原因。药膳养生，是男性养护五脏、防病治病的一条最安全、最有效、最便捷的途径，正确合理的食疗可以使男性精力充沛、魅力绽放。

　　本书根据营养学专家的专业指导，严格按照营养学的观点，细分为强肾健体、健脾益胃、养心护肝、清热解毒四个篇章。从不同方面介绍身体各部分的养生秘诀，每个章节中介绍了各种具有保健功效的食物，种类丰富，既有营养滋补的汤和粥类、美味可口的菜品，又有健康绿色的果汁饮品。在不失去营养的基础上，每一个食谱都为您详细介绍了材料、做法以及养生功效，并配有优美的图片。相信通过此书，您将会做出一桌色、香、味俱全的菜品。

　　愿本书能让您与家人每天都可以享用一道不同的养生食物，在品味美食的同时，更品出爱的滋味。

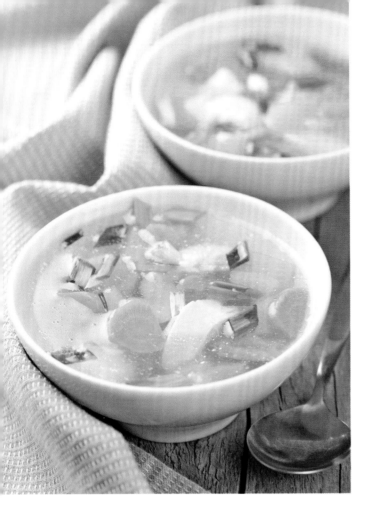

目录 Contents

男性养生知多少

PART 1
强肾健体篇

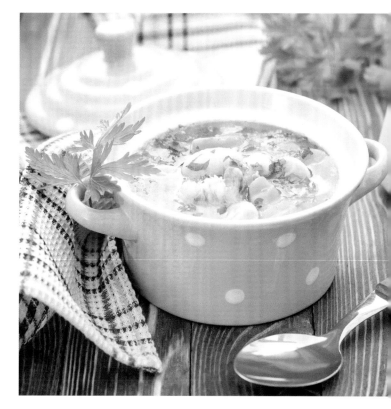

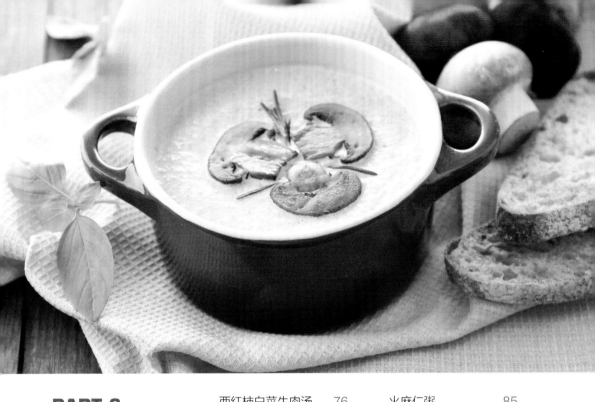

PART 2
健脾益胃篇

PART 3
养心护肝篇

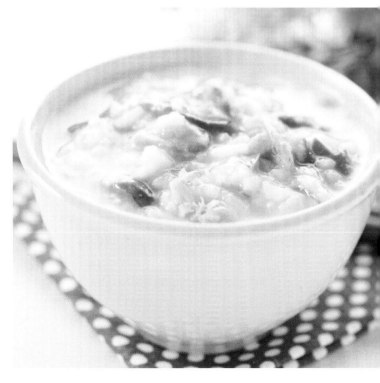

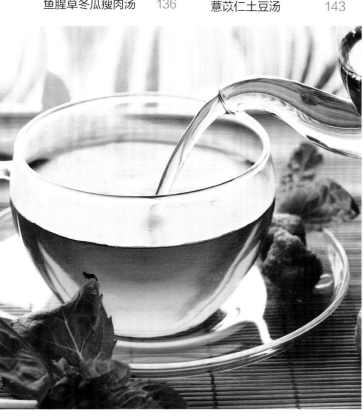

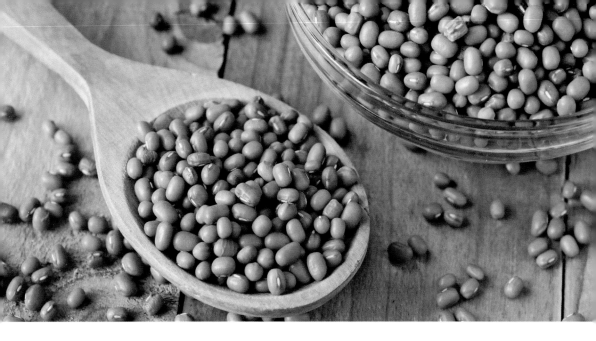

男性养生知多少

男性体质中医养生要领

中医体质理论源于《黄帝内经》,《黄帝内经》中,运用阴阳五行学说,结合人体肤色、形体、禀性、态度以及对自然界变化的适应能力等方面的特征,将大部分男性体质分为木型、火型、土型、金型、水型五种,不同的体质也应采用相应的养生方法,纠正其体质上之偏,达到延年的目的。

木型男性体质养生

体质鉴别:此型人五行属木,在形体上,皮肤的气色一般较为苍白,头形较小,脸形较长,肩膀宽阔广大,背部挺直,身材小,手足四肢较为灵活,办事利索;心智能力强,体力却较不足,脑力工作者居多;喜思考,比较容易忧虑伤神;性格较为外向,善外交不善内务;此型人敏感、好猜忌、情绪易波动。对于季节的适应性而言,木型人比较安适于春、夏的季节,比较无法安适于秋、冬两季,甚至如果感受到秋、冬寒凉的气候,就比较容易生病。

由于风气通于肝,肝与神经系统的关系较为密切,故木型人肝气较旺,易出现肝火旺盛、烦躁易怒或精神抑郁、多愁善感,还易出现肝风内动,如眩晕、头痛、高血压、中风等症,多具有肝、胆及现代医学神经精神系统的潜在易感性。

饮食推荐:木型人要注重精神调节,多选择清泻肝火的药材及食物,如菊花、决明子、赤小豆、绿豆、苦瓜等;宜选择疏肝解郁的药材及食物,如柴胡、佛手瓜、陈皮、猕猴桃、黄花菜;宜常食活血化淤的药材和食物,如山楂、丹参、黑木耳等。柴胡绿茶对于木型体质的男性来说是个很好的选择,其做法也非常简单,取柴胡5克、绿茶3克,将柴胡和绿茶洗净,放入杯中,冲入沸水后加盖冲泡10分钟,等茶水稍温后即可饮用。

火型男性体质养生

体质鉴别:此型人五行属火,火性炎上,其性燥热,易伤阴液。在形体上一般皮肤的气色呈现较为红赤,头形较小,脸形较瘦,肩膀及背脊的肌肉比较丰隆而且宽广,肩背胸腹等各个部位都很匀称,手足四肢相对比较小。走路时,脚步给人的感觉很安稳,肩膀在行进时会有摆动感;性情比较急,行事作为很有魄力。

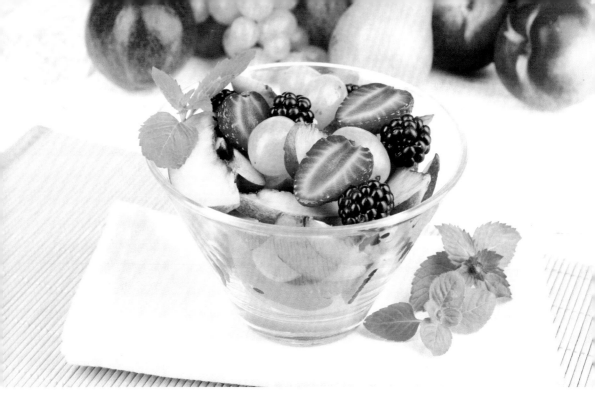

由于火气通于心，心与精神情志的关系较为密切，故火型人心火较旺，易出现急躁易怒、失眠、咽干口燥、口舌生疮、小便黄赤等症，此类人养生关键在于滋阴抑阳，调养心肾，以水济火。

饮食推荐：以清淡阴柔之品为宜，可选择豆制品、鱼类、瘦肉类、绿叶蔬菜、凉性水果（如苹果、梨、桃、西瓜、山竹、葡萄、桑葚等），还可多吃如黑米、紫米、黑芝麻、香菇、紫菜、海带、乌鸡等食物。此外，由于火型人易耗伤阴液，因此会出现血液黏稠运行不畅，易患高血压、冠心病、心肌梗死等病症，这类人应多食活血化淤、滋阴养血的食物，如丹参、桃仁、当归、三七、黑木耳等食物。

土型男性体质养生

体质鉴别：此型人五行属土，土性具有生化、承载、受纳的特性。在形体上一般皮肤的气色呈现较为黄，头形较大，脸面呈圆形，肩膀及背部很健壮，腹部大，下肢由大腿到足踵，肌肉都十分结实，手足较为粗短而厚实，身体的上下部比例颇为匀称等。

由于土气通于脾，因此土型人容易患胃肠疾病，容易出现腹泻、食欲不振、胃脘不适等症状，这多是由脾气虚、脾阳虚所致。

饮食推荐：土型人的饮食要顺应四季变化，春天应以辛甘之品为主，姜、葱、韭菜要适度进食，黄绿色蔬菜如胡萝卜、菜花、小白菜、甜椒等都宜常食，至于寒凉、油腻、黏滞之品易伤脾胃阳气，则应尽量少食。夏天饮食应该清淡，少食高脂厚味、辛辣上火之物。可多食如西红柿、黄瓜、苦瓜、冬瓜、丝瓜、西瓜等新鲜蔬菜瓜果，以起到清热、祛暑、敛汗、补液等作用，还有助于增进食欲。秋天要少吃辣，火锅之类的食物要远离，要多吃酸的食物。冬天可适当增加温肾壮阳、滋补肾阴的食物。

金型男性体质养生

体质鉴别：此型人五行属金，金有沉降、肃杀、收敛的作用。在形体上一般皮肤的气色呈现较为白，头形较小，脸面呈方形，肩膀、背部及腹部都比较小，手足四肢也都较小，足根部位却非常坚韧厚实，整个人的骨架很坚固，行动也很轻快。

金型人性情较为急躁，但能沉着坚毅。由于金属肺，通于秋气，因此，金型人大多在秋天出生，身体内阳气多而阴气少，一生健康的好坏全在于调理肺肾。养肺要少抽烟，注意作息，每天坚持跑步、散步、打太极拳、做健身操等运动，以增强体质，提高肺脏的抗病能力。

饮食推荐：以阴柔淡养之品为主，应多吃冬虫夏草、沙参、鱼腥草、川贝、老鸭、杏仁、玉米、黄豆、黑豆、冬瓜、西红柿、藕、甘薯、猪皮、梨等养肺食物。金型人大都皮肤干燥、大便干结，容易出现肺燥咳嗽，应多吃具有滋阴润燥、宁心安神功效的食物，如百合、麦门冬、沙参、玉竹、银耳、燕窝、桂圆等。

水型男性体质养生

体质鉴别：此型人五行属水，水性润下，具有滋润、下行、寒凉之意，易袭阴位，易伤阳气。在形体上一般皮肤的气色呈现较为黑，头形较大，后腮部位呈现方棱形，面部有凹陷，脸部的肌肉不平满，肩膀较为窄小，腹部比较大，全身比例自腰以下到臀部显得较长，背部看起来也较一般人长。

水型体质的人个性内向，喜独处，易患抑郁症。水性寒，寒气通于肾，肾与泌尿生殖的关系较为密切，故水型人肾气、肾阳较虚弱，易出现畏寒肢冷、腰膝酸软等症状，所以此类人易患肾方面的疾病，如水肿腰痛、不孕症等。水多阴寒，寒性凝滞，寒性收引，故水型体质的人易气血不足而患经络痹阻的关节骨痛等症。

饮食推荐：由于水型人的食补应以温补肾脏为主，当归、羊肉、虫草都是很好的补肾食物，将其搭配制作成药膳能得到很好的补肾效果。还可多食鳝鱼、蛇肉、桂枝、川芎等，因水型人多阴少阳，加之水性寒凉易伤阳气，因此，水型人常常阳气不足，阴气偏盛，而易患肾阳虚、命火不足之疾患。因此，水型人养生的关键在于温阳益气，多补火性。肉桂、牛肉、狗肉、花椒、生姜、荔枝、榴莲、洋葱等都是火性的，要多吃。

男性阶段养生秘诀

"一八""二八"——发育期和青春期

"一八"，即8岁，男孩到了8岁的时候，肾气开始充实，头发茂盛，牙齿更换。"二八"，即16岁，男子16岁时，肾气充盛，精子已经发育成熟，骨骼也在不断发育，饭量增加，此时是身体生长发育的高峰。

"一八""二八"这两个阶段的男子正值身体发育的时期，要求平日饮食营养要均衡，钙质要充足，多食富含蛋白质、维生素，以及钙、锌、硒等矿物质的食物，以保证健康成长。此阶段的男子应常喝骨头汤，以保证钙质的摄入，促进骨骼的生长；多食富含蛋白质的食物，如鱼类、蛋类、瘦肉类、虾等。

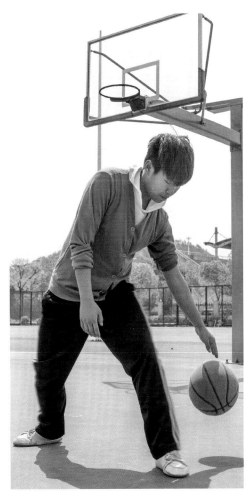

"三八""四八"——青壮年期

"三八"，即 24 岁，从 16 岁到 24 岁，男人的肾气除了支撑生育功能外，剩余的部分则分布到全身的各个部位。"四八"，即 32 岁，男性到 32 岁，不再长高，但剩下的精气会充实到身体的各个部位。在这个阶段男性身体会变宽、变厚，使生理发育达到另外一个高峰。

"三八""四八"这两个阶段，要求营养均衡，除继续补充充足的钙质外，还应注重科学用餐，坚持补充蛋白质、维生素 A 以及锌等微量元素，从而有效地为男性补充能量。多食用一些富含维生素和矿物质的蔬菜和水果，如黄瓜、胡萝卜、白萝卜、西红柿、西瓜、梨等。

"五八""六八"——中年期

"五八"，即 40 岁，男子到了 40 岁，开始由盛转衰，肾气逐渐衰退，头发开始脱落，牙齿也变得更为枯槁。"六八"，即 48 岁，男子到了 48 岁，由于阳气衰退，无法充分到达头部和面部，所以面容开始憔悴，头发及双鬓也变得斑白。

"五八""六八"这两个阶段男子的身体状态从最旺盛期的一个高峰开始回落。营养供给上应重补益，同时还需兼顾预防肥胖。此阶段的男子应坚持科学饮食，同时辅助药物补益。多食用一些具有滋补强壮、添精益血等功效的食物，如羊肉、狗肉、乌鸡、猪腰、猪脊髓等，还可食用一些加入了熟地、杜仲、锁阳、肉苁蓉、龟板、菟丝子等补益中药材的药膳，同时，五谷杂粮和蔬果也是不能缺少的。

"七八""八八"——中老年期

"七八"，即 56 岁，男子到了 56 岁，肝气开始衰退，筋变得僵硬，不能随意运动，动作也显得不灵活。"八八"，即 64 岁，男子到了 64 岁，天癸逐渐枯竭，精力稀少，肾脏衰弱，身体各部分也开始逐渐老化，牙齿和头发也纷纷脱落。

"七八""八八"这两个阶段男子的身体状态继续呈向下趋势，筋骨变得僵硬，肌腱失去弹性，应及时补益肝肾、强肾健体。此阶段的男子应多食用一些能强身体、健筋骨、补虚弱、益精血的食物，如牛肉、猪骨、猪蹄筋、猪肚、海参、虾、牛尾、羊蹄筋、鹿肉、猪腰、羊腰等，还可食用一些添加冬虫夏草、枸杞子、巴戟天、何首乌、牛膝等补益中药材的药膳，以补肾助阳、益精生血。

"八八"之后——老年期

"八八"之后，即 64 岁以后，男性全面步入老年期，五脏的气都在衰退，筋骨惰性更盛，动作更迟缓，精气血亏，发鬓斑白，身体负担感很重，走路会有些歪，耳朵也不灵光了。

"八八"之后，老年男子对营养的吸收能力降低，所以往往会营养不良，导致各种疾病的发生。此阶段的男性应注意饮食的多样化，日常膳食应保证谷类、豆类等主食的定量摄入，少量瘦肉有益于老年男性身体的保健。饮食还要以清淡为主，多食如核桃粥、玉米粥、桂圆粥等，不仅有利于消化吸收，还可强精健体，延年益寿。

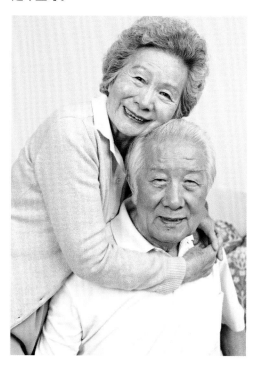

PART 1

强肾健体篇

　　《本草纲目》有言，"药补不如食补""饮食为生人之本"，由此可见，饮食的目的在于养生保健，只有树立科学的饮食观才能保证男性的健康。从《黄帝内经》中男性分阶段养生的理论来看，男性当以肾为本，肾又谓之"命门"，即生命之门户，可见肾气是否充足是男性身体好坏的关键。本章所介绍的食谱对男性强肾健体非常有益。

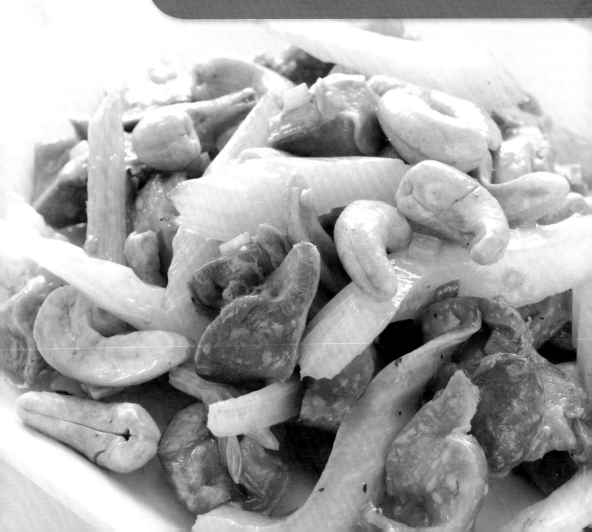

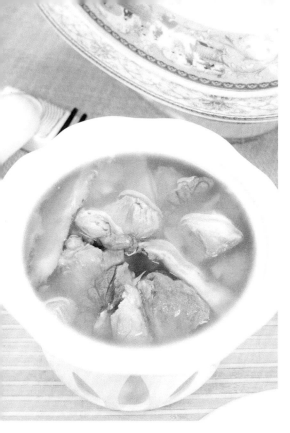

核桃仁当归瘦肉汤

材料

猪瘦肉 500 克，当归 30 克，核桃仁 15 克，姜少许，盐 3 克

做法

❶ 猪瘦肉洗净，切块，氽烫；核桃仁洗净，沥干水分；当归洗净，切片；姜洗净，去皮切片。

❷ 将猪瘦肉、核桃仁、当归、姜片放入炖盅，加适量水，大火炖1个小时。

❸ 调入盐，转小火炖熟即可食用。

养生功效

　　当归具有补血和血、润燥滑肠的功效；核桃仁有补肾温肺、润肠通便的功效，可治疗肾阳虚衰、腰痛膝软、小便频数、不射精等症。此汤具有补肾益智、润肠通便的功效，对肾虚便秘有食疗作用。

薏苡仁板栗瘦肉汤

材料

猪瘦肉 200 克，板栗 100 克，薏苡仁 60 克，高汤、盐各适量，味精 3 克，枸杞子、葱花各适量

做法

❶ 猪瘦肉洗净，氽烫，切丁；板栗、薏苡仁洗净备用。

❷ 锅上火倒入高汤，加入猪瘦肉、板栗、枸杞子、薏苡仁，加入盐、味精煮熟，撒上葱花即可。

养生功效

　　板栗可补肾强筋、健脾养胃、活血止血；薏苡仁有健脾祛湿、利水消肿、舒筋除痹、清热排脓的功效。二者结合使此汤可强筋壮骨、利水消肿，适宜泄泻、湿痹、水肿、肠痈、肺痈、淋浊、慢性肠炎、肾虚等患者食用。

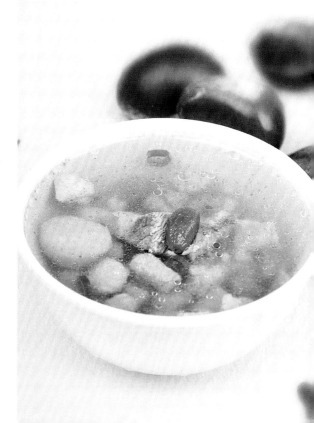

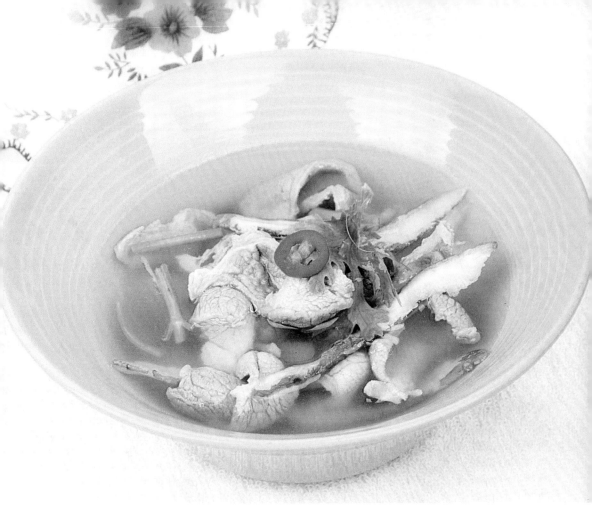

熟地黄当归羊肉汤

材料

羊肉 175 克，熟地黄 15 克，当归 10 克，洋葱 50 克，盐 5 克，香菜 3 克，红椒适量

做法

❶ 将羊肉洗净，氽烫后捞起，切片；洋葱洗净，切块；红椒洗净，切圈；熟地黄、当归均洗净沥干水分；香菜洗净切段。

❷ 汤锅上火倒入适量水，下入羊肉、洋葱、熟地黄、当归，调入盐后煮至熟。

❸ 最后撒入香菜、红椒圈即可。

养生功效

　　羊肉可益气补虚、促进血液循环、使皮肤红润、增强御寒能力；熟地黄具有滋阴补血的功效，可用于血虚面黄、眩晕、心悸不安，也可用于肾阴不足引起的消渴、盗汗、遗精等症；当归能补血和血、润燥滑肠；洋葱含有特殊的营养物质——前列腺素 A，它能降低血液黏稠度、扩张血管，因而能降低血压、预防血栓形成。此外，洋葱中含有的植物杀菌素，有很强的杀菌能力，能帮助人体抵抗感冒。四者结合使此汤有补肾、助阳气生发之功效，可辅助治疗阳虚怕冷、冻疮等症。

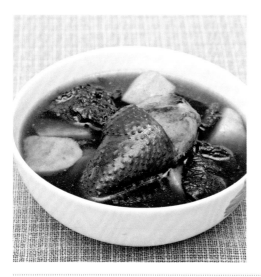

熟地黄乌鸡汤

材料

乌鸡腿1只，山药30克，熟地黄15克，山茱萸、牡丹皮、茯苓、泽泻各10克，牛膝8克，盐适量

做法

❶ 乌鸡腿洗净，剁块，汆烫；药材均洗净。

❷ 将除盐以外的材料一起放入煮锅中，加适量水。

❸ 大火煮沸后转小火续煮40分钟左右，调入盐即可。

当归虫草牛尾汤

材料

牛尾1条，猪瘦肉100克，当归30克，冬虫夏草3克，盐适量

做法

❶ 猪瘦肉洗净，切大块，汆烫；当归用水略冲；冬虫夏草洗净。

❷ 牛尾去毛，洗净，切成段。

❸ 将当归、冬虫夏草、牛尾、猪瘦肉一同放入砂锅内，加适量清水，煮至肉全熟，调入盐即可。

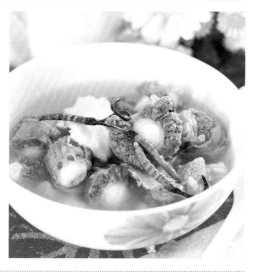

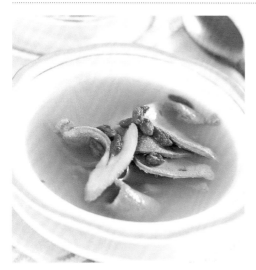

党参枸杞子猪肝汤

材料

猪肝200克，党参、枸杞子各15克，盐适量

做法

❶ 将猪肝洗净切片，汆烫后备用。

❷ 将党参、枸杞子用温水洗净后备用。

❸ 净锅上火倒入水，将猪肝、党参、枸杞子一同放进锅里煮至熟，加盐调味即可。

补骨脂虫草羊肉汤

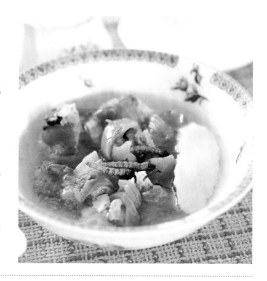

材料

羊肉 750 克，补骨脂 20 克，冬虫夏草、熟地黄各 10 克，山药 30 克，枸杞子 15 克，姜 4 片，蜜枣 4 颗，盐适量

做法

❶ 羊肉洗净，切块，汆烫去除膻味；枸杞子、蜜枣均洗净泡发；药材洗净备用。

❷ 将除盐以外的材料放入锅内，加适量水，大火煮沸后，转小火煮3个小时，加盐调味即可。

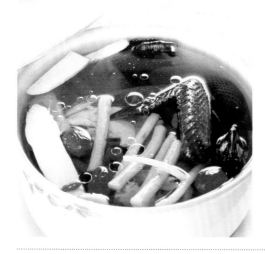

党参乌鸡汤

材料

乌鸡半只，木瓜半个，海带 50 克，党参 15 克，盐 4 克，红枣、枸杞子、干山药片各适量

做法

❶ 木瓜去籽，去皮；海带洗净，切块；乌鸡剁小块，汆烫；党参、山药片洗净。

❷ 将木瓜、海带、乌鸡、党参、红枣、枸杞子、山药片入锅中，加水，大火煮开。

❸ 转小火慢炖2个小时，加入盐调味，即可起锅食用。

当归羊肉汤

材料

羊肉 350 克，当归 10 克，盐适量，姜 1 块

做法

❶ 将羊肉汆烫，捞起冲洗干净；当归洗净；姜洗净，切片，微拍裂。

❷ 将羊肉、姜片放入炖锅中，加适量水，以大火煮开，转小火慢炖1个小时。

❸ 加入当归，续煮15分钟，加盐调味即可。

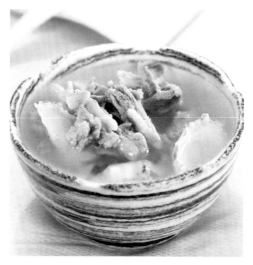

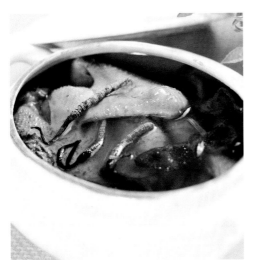

虫草炖乳鸽

材料

乳鸽 1 只，五花肉 20 克，冬虫夏草、蜜枣、红枣各 10 克，姜片、盐各适量

做法

❶ 五花肉洗净，切条；乳鸽去毛、去内脏，洗净；蜜枣、红枣均洗净，泡发。

❷ 将除盐以外的所有材料装入炖盅内。

❸ 加水以中火炖1个小时后，调入盐即可。

杜仲艾叶鸡蛋汤

材料

杜仲 25 克，艾叶 20 克，鸡蛋 2 个，盐 5 克，姜丝少许，食用油适量

做法

❶ 杜仲、艾叶、姜丝均洗净。

❷ 鸡蛋打入碗中，搅成蛋浆，加入姜丝，入油锅内煎成蛋饼，切块。

❸ 将以上材料放入锅内，加水以大火煮开，改中火续煮2个小时，加盐调味即可。

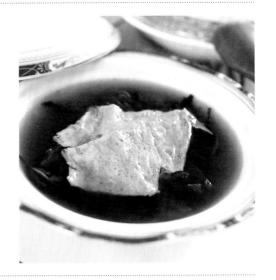

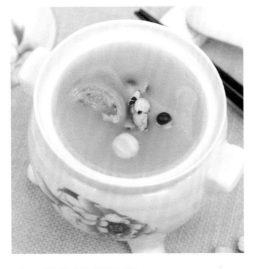

莲子芡实猪尾汤

材料

猪尾 100 克，芡实、莲子各适量，盐 3 克

做法

❶ 猪尾洗净，切成段；芡实洗净；莲子去皮、去莲子心，洗净。

❷ 热锅注水煮开，放入猪尾去血水，捞起，洗净。

❸ 把猪尾、芡实、莲子放入炖盅，注入适量水，大火煮开后改小火煮2个小时，加盐调味即可。

黑芝麻乌鸡汤

材料

乌鸡肉 300 克，红枣 6 颗，黑芝麻 50 克，盐适量

做法

❶ 乌鸡肉洗净，切块，汆烫后捞起备用；红枣洗净去核；黑芝麻洗净沥干水分。

❷ 将乌鸡肉、红枣、黑芝麻放入锅中，加适量水以小火煮约2个小时。

❸ 加盐调味即可。

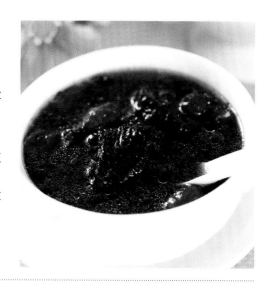

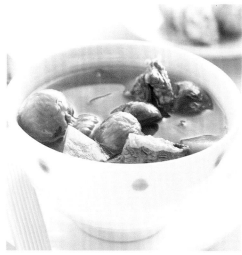

板栗排骨汤

材料

排骨 500 克，板栗 250 克，胡萝卜 1 根，盐 3 克

做法

❶ 板栗入沸水中用小火煮5分钟，捞起剥膜。

❷ 排骨放入沸水中汆烫，捞起剁块；胡萝卜洗净，去皮，切块。

❸ 将板栗、排骨、胡萝卜一同放入锅中，加适量水，大火煮开后转小火续煮30分钟，加盐调味即可。

人参当归猪腰汤

材料

猪腰 1 副，人参、当归各 10 克，鲜山药 30 克，香油、姜片、盐各适量

做法

❶ 猪腰剖开，去除筋膜，洗净，在背面划斜纹，切片；山药洗净，去皮，切片。

❷ 将人参、当归、姜片、山药放入砂锅中，加清水煮沸10分钟，再放入猪腰煮至熟。

❸ 加盐调味，再淋上香油即可。

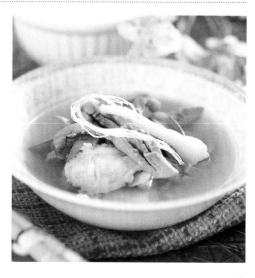

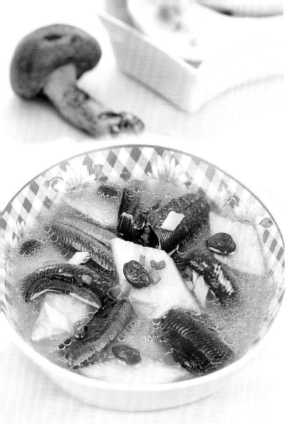

山药鳝鱼汤

材料

鳝鱼 1 条，鲜山药 50 克，枸杞子 5 克，补骨脂 10 克，盐 5 克，葱花、姜片各 2 克

做法

❶ 将鳝鱼洗净切段，氽烫。

❷ 鲜山药去皮洗净，切片；补骨脂、枸杞子洗净备用。

❸ 净锅上火，注入适量清水，下入鳝鱼、山药、补骨脂、姜片、枸杞子煮至熟，加盐调味，撒上葱花即可。

养生功效

　　补骨脂具有补肾助阳的功效，可治肾虚泄泻、遗尿、滑精、小便频数、阳痿、腰膝冷痛、虚寒喘嗽等症；山药可调补气虚、强身健体。二者合用，能益气补虚、补肾壮骨，适合颈椎病、腰膝酸痛患者食用。

黑豆猪皮汤

材料

猪皮 200 克，黑豆 50 克，红枣 10 颗（去核），盐、鸡精各适量

做法

❶ 猪皮刮干净，或者可用火炙烤去毛，入开水氽烫，待冷却之后，切块。

❷ 黑豆、红枣分别用清水洗净，泡发 30 分钟，放入砂锅里，加适量水，煮至豆烂。

❸ 加猪皮煮 30 分钟，直到猪皮软化，加入适量盐、鸡精，搅拌均匀即可。

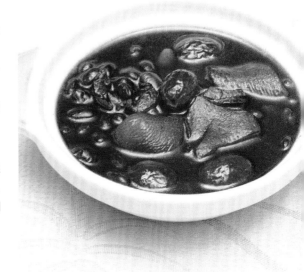

养生功效

　　黑豆具有祛风除湿、调中下气、活血、解毒、利尿、明目等功效。本品具有补肾、补钙、补血、养颜等功效，适合骨质疏松症、腰椎间盘突出症、皮肤粗糙的患者食用。

枸杞子水蛇汤

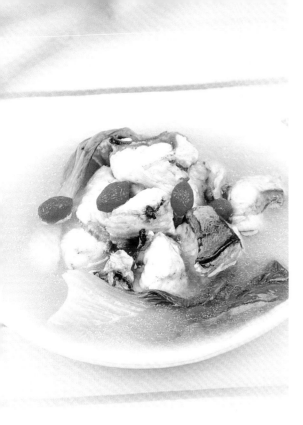

材料
水蛇 250 克，枸杞子 30 克，油菜 10 克，高汤适量，盐 5 克

做法
❶ 将水蛇洗净切块，汆烫待用；枸杞子洗净；油菜洗净。
❷ 净锅上火，倒入高汤，下入水蛇、枸杞子，煮至熟时下入油菜稍煮。
❸ 最后加入盐调味即可。

养生功效
　　枸杞子能清肝明目、补肾滋阴，可治肝肾阴虚、头晕目眩、目视不清、腰膝酸软、阳痿、遗精、虚劳咳嗽、消渴引饮等症；水蛇味甘、咸，性寒，无毒，能治消渴、烦热、毒痢，还能明目；多食用油菜能预防口腔溃疡、牙齿松动、牙龈出血等症状。

熟地黄当归鸡腿汤

材料
鸡腿 1 只，熟地黄 25 克，当归 20 克，白芍 10 克，盐适量

做法
❶ 鸡腿洗净剁块，放入沸水汆烫、捞起冲净；药材用清水快速冲净。
❷ 将鸡腿、当归、白芍、熟地黄一同放入炖锅中，加适量水以大火煮开，转小火续炖 30 分钟。
❸ 起锅后，加盐调味即成。

养生功效
　　白芍能养血柔肝、缓中止痛、敛阴收汗；熟地黄可滋阴补血、益精填髓。本品具有养血补虚的功效，适合各种原因引起的贫血患者食用；此外，老年人常食，既可补血又能滋肾。

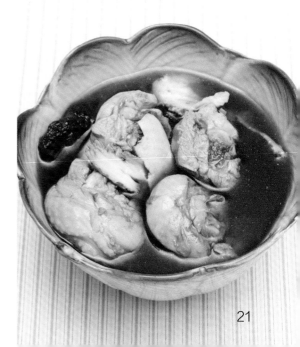

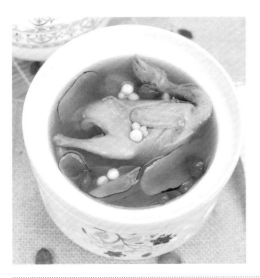

川贝杏仁鹌鹑汤

材料

鹌鹑1只，川贝母、杏仁、蜜枣、枸杞子、海底椰、盐各适量

做法

❶ 鹌鹑处理干净；川贝母、杏仁、蜜枣、枸杞子均洗净；海底椰洗净，切薄片。

❷ 水煮开后下鹌鹑，煮尽血水，捞起。

❸ 瓦锅注入适量水，放入除盐以外的材料，大火煮开转小火煮3个小时，加盐调味。

海参鸡汤

材料

海参3只，鸡腿1只，姜1块，盐适量

做法

❶ 鸡腿切块，汆烫，捞起；姜洗净切片。

❷ 海参自腹部切开，洗净腔肠，切大块，汆烫，捞起。

❸ 锅中加适量水煮开，加入鸡肉、姜片煮沸，转小火炖约20分钟，加入海参续炖5分钟，加盐调味即成。

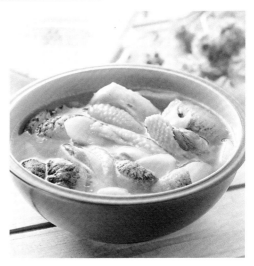

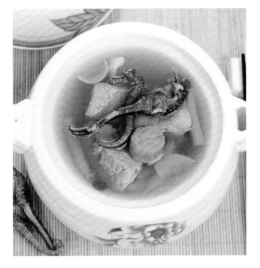

海马干贝瘦肉汤

材料

猪瘦肉300克，海马、干贝、沙参、百合、枸杞子、盐各适量

做法

❶ 猪瘦肉洗净，切块，汆烫；海马、沙参、百合、枸杞子洗净浸泡；干贝洗净备用。

❷ 将猪瘦肉、海马、干贝、百合、枸杞子、沙参放入沸水锅中慢炖2个小时。

❸ 加入盐调味即可。

龟肉鱼鳔汤

材料

龟肉 150 克，鱼鳔 30 克，肉桂 15 克，盐、味精各适量

做法

❶ 先将龟肉洗干净，切成小块；鱼鳔洗净去腥，切块；肉桂洗净，备用。

❷ 将龟肉、鱼鳔、肉桂同入砂锅，加适量水，大火煮沸后，用小火慢炖。

❸ 待肉熟后，加入盐、味精调味即可。

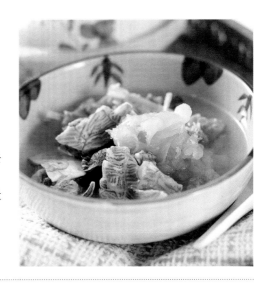

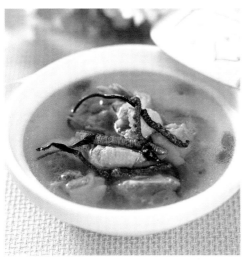

虫草炖雄鸭

材料

雄鸭 1 只，冬虫夏草 5 枚，姜片、枸杞子、陈皮末、胡椒粉各适量

做法

❶ 将冬虫夏草用温水洗净。

❷ 鸭去毛、去内脏，处理干净后斩块，放入沸水中汆烫，捞出。

❸ 将鸭与冬虫夏草先用大火煮开，再加入姜片、陈皮末、枸杞子、胡椒粉，用小火炖至全熟即可。

狗脊熟地黄乌鸡汤

材料

乌鸡 1 只，狗脊、熟地黄、花生仁各 30 克，红枣 6 颗，盐 5 克

做法

❶ 将狗脊、熟地黄、花生仁均洗净；红枣去核洗净。

❷ 乌鸡去内脏，洗净，汆烫，切块。

❸ 将水煮沸后放入除盐以外的材料，大火煮开转小火煮3个小时，调入盐即可。

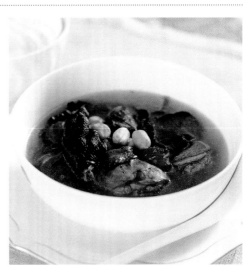

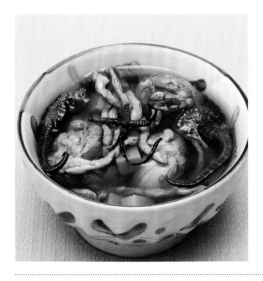

虫草海马炖鲍鱼

材料

鲍鱼1只，海马4只，鸡肉块500克，猪瘦肉粒200克，火腿粒30克，冬虫夏草2克，姜2片，花雕酒、盐、浓缩鸡汁各适量

做法

❶ 海马洗净，煸去异味；鲍鱼洗净，飞水去掉杂质；冬虫夏草用温水洗净。

❷ 鲍鱼、海马、鸡肉块、猪瘦肉粒、姜片、火腿粒、冬虫夏草入炖盅，隔水炖4个小时，加花雕酒、盐、浓缩鸡汁调味即成。

虫草杏仁炖鹌鹑

材料

鹌鹑1只，冬虫夏草6克，杏仁15克，蜜枣3颗，盐5克

做法

❶ 冬虫夏草、蜜枣洗净，浸泡；杏仁浸泡，去红皮、杏尖。

❷ 鹌鹑去内脏，洗净，斩块，汆烫。

❸ 将冬虫夏草、杏仁、鹌鹑、蜜枣放入炖盅，注入沸水，隔水炖4个小时，加盐调味即可。

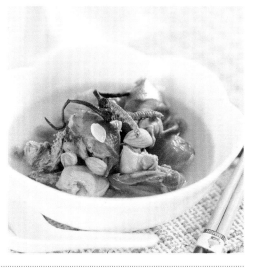

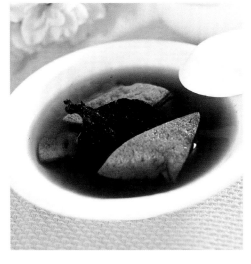

何首乌猪肝汤

材料

猪肝200克，何首乌10克，黄精5克，胡萝卜1根，鲍鱼菇6片，葱段、姜片、盐各适量

做法

❶ 将以上药材和食材洗净；胡萝卜切块；猪肝切片，汆去血水。

❷ 何首乌、黄精煎汁去渣。

❸ 将药汁煮开后，加入除盐外的剩余材料，煮熟后加入盐即可。

黄精骶骨汤

材料

猪骶骨1副，肉苁蓉、黄精各15克，银杏粉10克，胡萝卜1根，盐适量

做法

❶ 猪骶骨洗净，氽去血水；胡萝卜洗净，切块；肉苁蓉、黄精均洗净。

❷ 将肉苁蓉、黄精、猪骶骨、胡萝卜放入锅中，加适量水。

❸ 以大火煮沸，转小火续煮30分钟，加入银杏粉再煮5分钟，加盐调味即可。

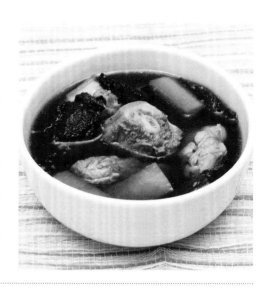

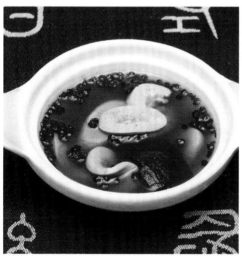

五味子羊腰汤

材料

羊腰500克，杜仲15克，五味子6克，葱末、姜末、盐各适量

做法

❶ 杜仲、五味子洗净入锅，加适量水，煎煮40分钟，备用。

❷ 羊腰洗净，去筋膜和臊线，切成片，放入药汁中。

❸ 放入姜末，煮至熟后，加盐调味，撒上葱末即可。

菟丝子煨鳝鱼

材料

鳝鱼250克，竹笋片50克，菟丝子、干熟地黄各12克，黑木耳10克，酱油、食用油、盐、淀粉、姜末、蒜末、蛋清各适量

做法

❶ 菟丝子、干熟地黄洗净煎2次，滤药汁；竹笋片、黑木耳洗净，泡发；鳝鱼洗净切片，加水、淀粉、蛋清、盐腌好入碗。

❷ 油锅烧热，入竹笋、黑木耳、药汁、鳝鱼煮熟捞出，加酱油、姜末、蒜末调味。

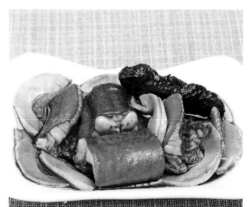

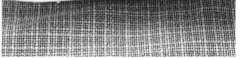

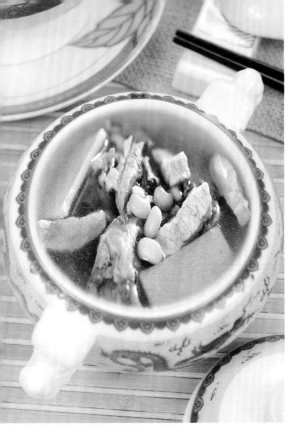

黄豆芡实炖瘦肉

材料
猪瘦肉 200 克，黄豆 25 克，薏苡仁、芡实各 10 克，姜 3 片，盐、味精各适量

做法
❶ 猪瘦肉洗净切成条状；黄豆、薏苡仁、芡实用热水浸透并淘洗干净，备用。

❷ 将除盐、味精以外的所有食材放进炖盅，加适量沸水，把炖盅盖上，隔水炖至肉熟烂，加入盐、味精调味后便可食用。

养生功效
　　猪瘦肉有补中益气、滋阴润燥的功效，与芡实配伍对身体虚弱、肾精亏虚引起的少精、无精、不射精者有较好的食疗效果。此品还有利水渗湿、涩精固肾的功效。

鳝鱼苦瓜枸杞子汤

材料
鳝鱼 300 克，苦瓜 100 克，枸杞子 10 克，高汤适量，盐少许

做法
❶ 将鳝鱼洗净切段，汆烫；苦瓜洗净，去籽切片；枸杞子洗净备用。

❷ 净锅上火倒入高汤，下入鳝段、苦瓜、枸杞子煮开，加入盐，煮至熟即可。

养生功效
　　鳝鱼可补气养血、温阳健脾、滋补肝肾。苦瓜中含有丰富的抗氧化物质，可以促进血液循环，预防动脉硬化；苦瓜中的苦味素能增进食欲、健脾开胃，且具有消肿清热的功效。此品对气血亏虚所致的少精、无精症有一定的改善作用。

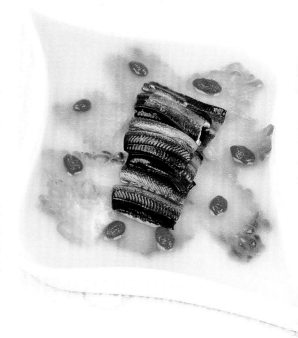

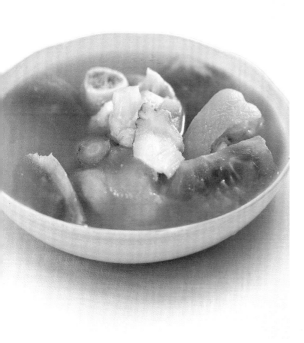

牛膝炖猪蹄

材料

猪蹄 1 只，牛膝 15 克，西红柿 1 个，盐适量

做法

❶ 猪蹄剁成块，放入沸水氽烫去尽血水，捞起冲净。

❷ 西红柿洗净，在表皮轻划数刀，放入沸水烫到皮翻开，捞起去皮，切块。

❸ 将备好的材料和牛膝一起放入锅中，加适量水以大火煮开，转小火续煮30分钟，加盐调味即可。

养生功效

　　本品可强筋壮骨，改善腰部扭伤、肌肉拉伤症状。猪蹄可调补气血、滋补身体；牛膝可行气活血，还能补肾强腰，对腰部损伤、肌肉挫伤均有一定的疗效。

车前子鳙鱼头汤

材料

鳙鱼头 1 个（约 500 克），车前子 15 克，盐、味精、食用油各适量，姜片、红椒片各适量

做法

❶ 车前子洗净，沥干水分；鳙鱼头去除杂物，剖洗干净，用食用油稍煎至微黄色，加入1500毫升水；水煮开后放入车前子、姜片，用小火煮1个小时。

❷ 汤呈乳白色、鱼煮熟后，加入红椒片，再加盐、味精调味即可喝汤吃肉。

养生功效

　　车前子能清热、利尿、通淋，此品有利尿通淋、消肿止痛的功效。适宜目赤肿痛、肾炎、小便不利、尿路感染的患者食用。

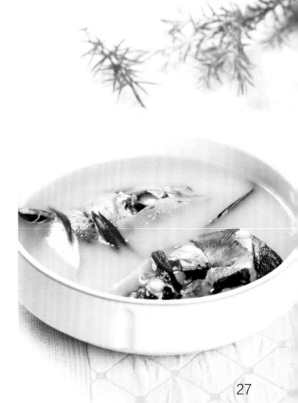

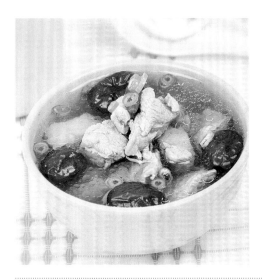

红枣枸杞子鹌鹑汤

材料
鹌鹑2只，鹿茸3克，枸杞子30克，红枣5颗，盐、葱花各适量

做法
❶ 将鹿茸、枸杞子洗净；红枣浸软，洗净，去核。
❷ 将鹌鹑宰杀处理干净，斩块，汆烫。
❸ 将鹿茸、枸杞子、红枣、鹌鹑放入炖盅，加适量水，隔水以小火炖2个小时至熟，加入盐，撒上葱花即可。

锁阳炒虾仁

材料
虾仁100克，锁阳、山楂片各10克，核桃仁15克，食用油、葱段、盐、薄荷叶各适量

做法
❶ 锁阳、核桃仁、虾仁洗净；油锅置火上，烧热，加入核桃仁炒香，捞出；锁阳、山楂放入锅中，加适量清水，煮汁待用。
❷ 锅置火上，放入油，将葱段入锅爆香，放入虾仁、盐、药汁，再加入已炒香的核桃仁炒匀，用薄荷叶装饰即成。

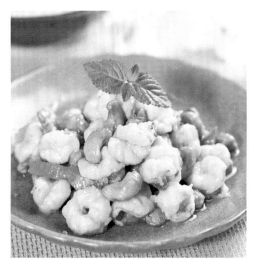

肉苁蓉桂枝羊肉汤

材料
羊肉250克，核桃、肉苁蓉、桂枝各15克，红枣6颗，当归10克，山药25克，盐适量，姜3片，米酒少许

做法
❶ 羊肉洗净，汆烫切块；肉苁蓉、桂枝、当归、山药、红枣、核桃洗净放入锅中。
❷ 再放入羊肉，加入米酒和适量水。
❸ 用大火煮滚后，转小火炖40分钟，加入姜片、盐调味即可。

巴戟天鸡汤

材料

鸡腿 1 只, 巴戟天、淫羊藿各 15 克, 红枣 8 颗, 料酒 5 毫升, 盐适量

做法

❶ 鸡腿剁块, 放入沸水中氽烫, 捞出冲净; 巴戟天、淫羊藿、红枣均洗净。

❷ 鸡肉、巴戟天、淫羊藿、红枣一起放入锅中, 加适量水以大火煮开, 加入料酒, 转小火续炖 30 分钟。

❸ 最后加盐调味即可。

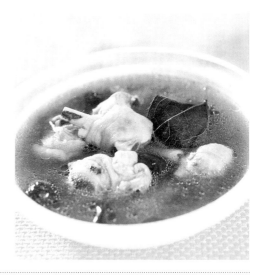

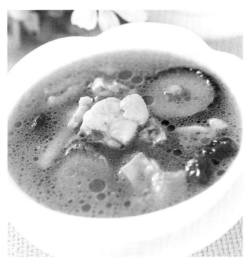

三七香菇炖鸡

材料

鸡肉 500 克, 三七 12 克, 香菇 30 克, 红枣 15 颗, 姜丝、蒜泥各少许, 盐 5 克

做法

❶ 将三七洗净; 香菇、红枣洗净, 泡发。

❷ 鸡肉洗净, 斩块。

❸ 将三七、香菇、鸡肉、红枣放入砂锅中, 加入姜丝、蒜泥, 注入适量水, 小火炖至鸡肉熟烂, 加盐调味即可。

补骨脂芡实鸭汤

材料

鸭肉 300 克, 补骨脂 10 克, 芡实 20 克, 盐适量

做法

❶ 鸭肉洗净, 放入沸水中氽尽血水, 捞出; 芡实、补骨脂淘洗干净。

❷ 将芡实、补骨脂、鸭肉一起放入锅中, 加水略盖过所有的材料。

❸ 用大火将汤煮开, 转用小火续炖约 30 分钟, 加入盐即可。

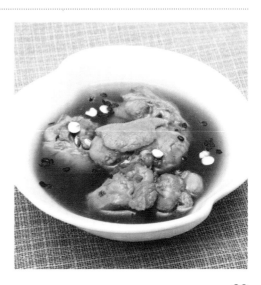

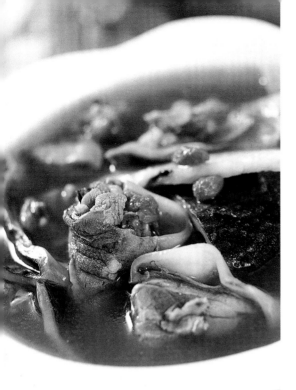

山茱萸丹皮炖甲鱼

材料

甲鱼1只，山茱萸30克，牡丹皮10克，枸杞子、干山药片、葱段、姜片、盐、鸡精各适量

做法

❶ 将山茱萸、牡丹皮放入锅内，加水煎煮20分钟，滤渣取汁；甲鱼处理干净，剁块；干山药片、枸杞子洗净。

❷ 砂锅入水和药汁，放入甲鱼、葱段、姜片、山药、枸杞子小火炖1个小时，放入盐、鸡精调味即可。

养生功效

　　山茱萸、牡丹皮、枸杞子、山药与甲鱼同炖，使得本品具有滋补肝肾、活血养心等功效，适合肝肾阴虚、气血不足的人食用。

龟板杜仲猪尾汤

材料

猪尾600克，龟板25克，炒杜仲30克，盐适量

做法

❶ 将猪尾洗净剁段，氽烫捞起，再冲洗1次。

❷ 龟板、炒杜仲洗净沥水。

❸ 将龟板、炒杜仲、猪尾一同放入炖锅中，加适量水以大火煮开，转小火炖40分钟，加盐调味即可。

养生功效

　　龟板具有滋阴降火、补心肾、健筋骨等功效，与猪尾等煲汤，具有强身健体、增强身体免疫力的食疗作用。

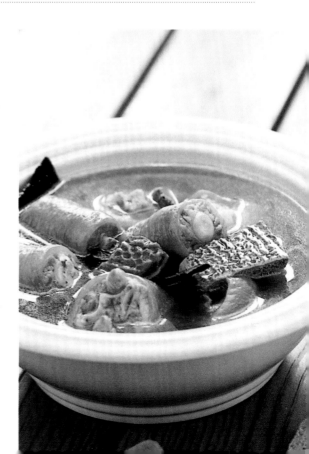

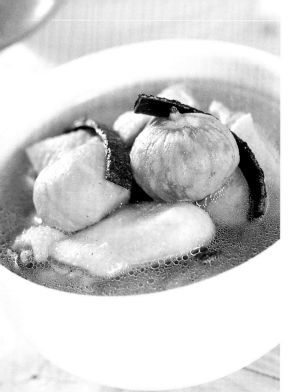

杜仲板栗乳鸽汤

材料

乳鸽 400 克，板栗 150 克，杜仲 20 克，盐适量

做法

❶ 乳鸽洗净切块；板栗入开水中煮5分钟，捞起后剥去外膜。

❷ 下入乳鸽块，氽烫，捞起冲净后沥干。

❸ 将乳鸽块、板栗和杜仲放入锅中，加适量水后用大火煮开，再转小火慢煮30分钟，加盐调味即成。

养生功效

本汤中的杜仲具有补肝肾、强腰膝的功效，与板栗、乳鸽同做汤，适合足膝痿弱、腰脊酸疼等患者食用。

海藻猪蹄汤

材料

猪蹄 150 克，海藻 10 克，黑木耳、枸杞子各少许，盐、鸡精各 3 克

做法

❶ 猪蹄洗净，斩块，氽尽血水；海藻、枸杞子、黑木耳均洗净，泡发，黑木耳撕片。

❷ 将猪蹄、枸杞子放入砂锅，倒入适量水，大火煮开，下入海藻、黑木耳，改小火煮1.5个小时。

❸ 加盐、鸡精调味即可。

养生功效

猪蹄具有补虚弱、填肾精、健腰膝的功效，与同样具有良好食疗功效的海藻、黑木耳、枸杞子做汤食用，可以增强免疫力。

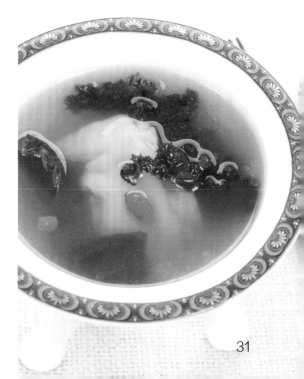

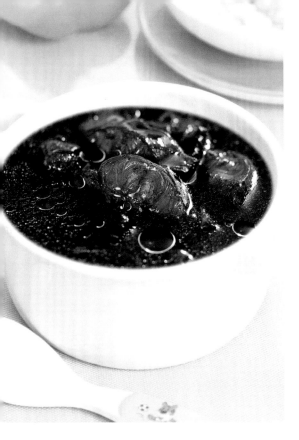

黄精黑豆塘虱汤

材料
塘虱鱼 1 条，黑豆 200 克，黄精 15 克，生地黄 10 克，陈皮 10 克，盐 5 克

做法
1. 黑豆放入锅中，不必加食用油，炒至豆衣裂开，用水洗净，沥干水。
2. 塘虱鱼洗净，去头，去内脏；黄精、生地黄、陈皮分别用水洗净。
3. 锅中加入适量水，大火煮至水开后放入除盐外的全部材料，用中火煮至黑豆软熟，加入盐调味即可。

养生功效
塘虱鱼肉质细嫩，富含营养，具有滋肾补血、补脾益胃之功效；生地黄可凉血止血；黄精具有滋阴补肾、养血补虚的功效，对肝肾阴虚引起的耳鸣有很好的补益作用。

巴戟天黑豆鸡汤

材料
鸡腿 150 克，黑豆 100 克，巴戟天 15 克，胡椒粒 15 克，盐 5 克

做法
1. 将鸡腿剁块，放入沸水中汆烫，捞出洗净；巴戟天洗净备用。
2. 将黑豆淘净，和鸡腿及洗净的巴戟天、胡椒粒一同放入锅中，加水至盖过材料。
3. 以大火煮开，再转小火续炖40分钟，加盐调味即可食用。

养生功效
黑豆具有祛风除湿、调中下气、活血、解毒、利尿、明目等功效。此汤有补肾阳、强筋骨的功效，适宜肾虚引起的阳痿、遗精、腰膝酸软、畏寒肢冷的患者，阳虚型高血压患者，免疫力低下者食用。

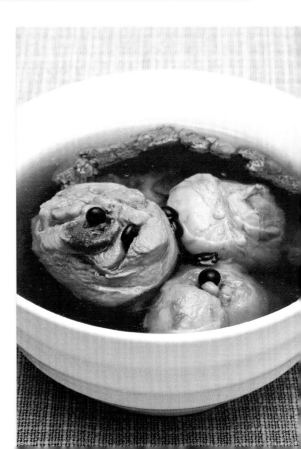

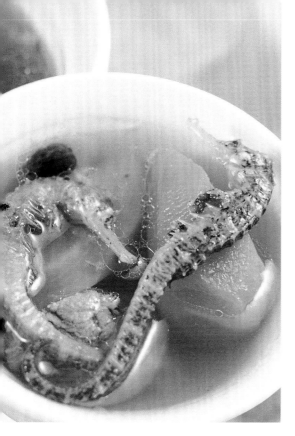

海马猪脊骨汤

材料

猪脊骨 220 克，海马 2 只，胡萝卜 50 克，鸡精 2 克，盐 3 克

做法

❶ 将猪脊骨斩块，洗净汆烫；胡萝卜洗净去皮，切块；海马洗净。

❷ 将猪脊骨、海马、胡萝卜放入炖盅内，加适量清水炖2个小时。

❸ 最后放入盐、鸡精调味即可。

养生功效

　　海马具有强身健体、补肾壮阳、舒筋活络等功效；猪脊骨能敛汗固精、止血涩肠、生肌敛疮；胡萝卜含有丰富的胡萝卜素，能健脾和胃、补肝明目，治疗夜盲症。此汤对早泄患者有很好的食疗功效。

鹿茸黄芪鸡汤

材料

鸡肉 500 克，猪瘦肉 300 克，鹿茸片、黄芪各 15 克，姜 10 克，盐 3 克，味精 1 克

做法

❶ 将鹿茸片置清水中洗净；黄芪洗净；猪瘦肉切成厚块；姜洗净切片。

❷ 将鸡肉洗净，斩成块，放入沸水中汆烫，去血水后，捞出。

❸ 锅内注入适量水，下入准备好的材料，大火煮沸后，再改小火煮3个小时，加入盐、味精即可。

养生功效

　　鹿茸可补肾壮阳；黄芪可健脾、益气、补虚；两者合用，对肾阳不足、脾胃虚弱、精血亏虚所致的阳痿早泄、尿频遗尿、腰膝酸软、筋骨无力等症均有较好的效果。

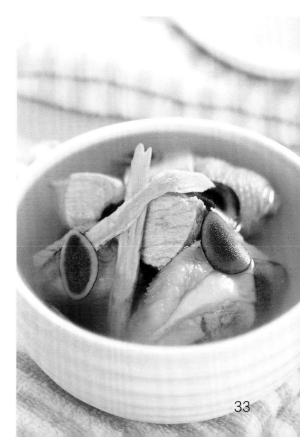

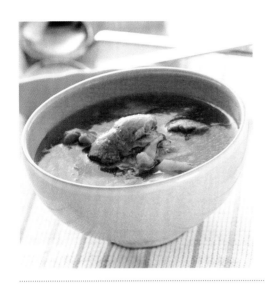

牛鞭汤

材料

牛鞭1根，姜1块，盐适量

做法

❶ 牛鞭切段，放入沸水中汆烫，捞出洗净备用；姜洗净，切片。

❷ 锅洗净，置火上，将牛鞭、姜片一起放入锅中，加水至盖过所有材料，以大火煮开后转小火慢炖约30分钟关火。

❸ 起锅前加盐调味即成。

莲子芡实排骨汤

材料

排骨200克，莲子、芡实、百合各适量，盐3克

做法

❶ 排骨洗净，斩块，放入沸水中汆尽血水；莲子去皮，去莲子心，洗净；芡实洗净；百合洗净，泡发。

❷ 将排骨、莲子、芡实、百合放入砂锅，注入清水，大火煮沸。

❸ 改为小火煮2个小时，加盐调味即可。

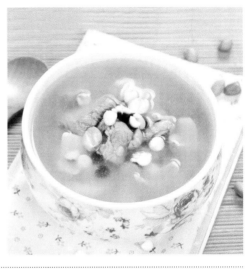

板栗猪腰汤

材料

猪腰100克，板栗50克，黄豆15克，红枣、姜片各适量，盐、鸡精各适量

做法

❶ 将猪腰洗净，切开，除去白色筋膜，汆尽血水，洗净。

❷ 板栗剥开洗净；红枣、黄豆均洗净。

❸ 用瓦锅装水，置大火上煮开后放入猪腰、板栗、姜片、红枣、黄豆煮至熟，加入盐、鸡精调味即可。

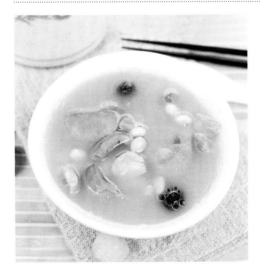

口蘑山鸡汤

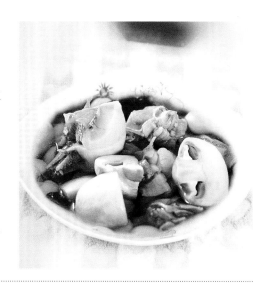

材料

山鸡 400 克，口蘑 200 克，莲子 50 克，红枣 30 克，枸杞子 30 克，生姜片、盐各适量

做法

❶ 将口蘑清洗干净，切块；山鸡清洗干净，剁块；红枣、莲子、枸杞子泡发。

❷ 山鸡入沸水中氽透捞出，入冷水清洗干净。

❸ 另起锅加水烧开，下入生姜片、山鸡块、口蘑、红枣、莲子、枸杞子一同煲90分钟，调入适量盐即可。

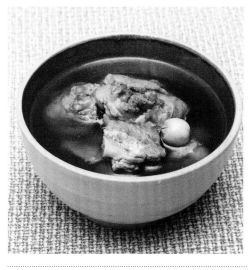

莲子芡实鸭汤

材料

鸭肉 600 克，莲须、鲜莲子各 100 克，龙骨、牡蛎、蒺藜子各 10 克，芡实 20 克，盐适量

做法

❶ 鸭肉洗净氽烫；莲子、芡实冲净沥干。

❷ 将除鸭肉、莲子、芡实以外的食材，放入棉布袋中，扎紧袋口。

❸ 将备好的材料放入煮锅中，加适量水，大火煮沸后转用小火续炖40分钟，加盐调味即可。

苹果橘子煲排骨

材料

排骨 250 克，苹果 100 克，橘子 80 克，百合 20 克，盐 4 克，高汤适量

做法

❶ 将排骨洗净、斩块，氽烫；苹果去皮，切块；橘子去皮，去籽；百合洗净备用。

❷ 炒锅上火，倒入高汤，下入排骨、苹果、橘子、百合，加入盐，煲至熟即可。

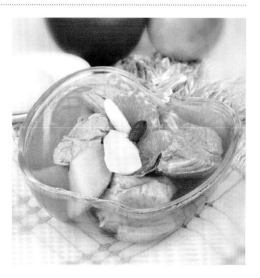

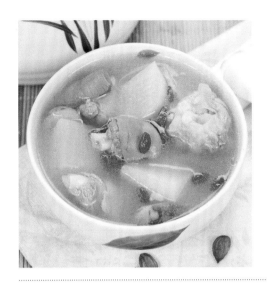

白萝卜羊肉汤

材料

羊肉 350 克，白萝卜 100 克，姜片、枸杞子各 10 克，盐、鸡精各适量

做法

❶ 羊肉洗净，切块，汆烫；白萝卜洗净，去皮，切块；枸杞子洗净，浸泡。

❷ 炖锅中注水，煮沸后放入羊肉、白萝卜、姜片、枸杞子。

❸ 改小火炖2个小时后，加入盐、鸡精，稍炖即可。

枸杞子山药牛肉汤

材料

新鲜山药 600 克，牛腱肉 500 克，枸杞子 10 克，盐适量

做法

❶ 牛腱肉切块、洗净，汆烫捞起，再冲净。

❷ 山药削皮，洗净切块；枸杞子洗净。

❸ 将牛腱肉放入煮锅，加适量水以大火煮开，转小火慢炖1个小时。

❹ 放入山药、枸杞子续煮10分钟左右，加入盐调味即可。

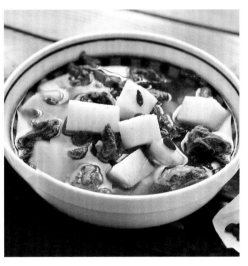

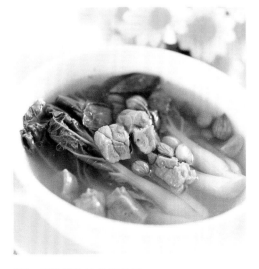

杏仁白菜猪肺汤

材料

猪肺 750 克，白菜 50 克，杏仁 20 克，红枣、姜片、盐、食用油各适量

做法

❶ 杏仁浸泡去皮、去尖；红枣、白菜洗净。

❷ 猪肺注水、挤压，反复多次，直到血水去尽、猪肺变白，切成块状，汆烫；油锅烧热，放入姜片将猪肺爆炒5分钟。

❸ 瓦锅内放入水和以上材料，大火煮开转小火煮3个小时，加盐调味即可。

银杏莲子乌鸡汤

材料

乌鸡腿1只，银杏30克，去心莲子50克，盐5克

做法

❶ 乌鸡腿洗净、剁块，汆烫后捞出冲净；莲子、银杏均洗净。

❷ 将乌鸡腿放入锅中，加水至盖过材料，以大火煮开，转小火煮20分钟。

❸ 加入莲子，续煮15分钟，再加入银杏煮开，最后加盐调味即成。

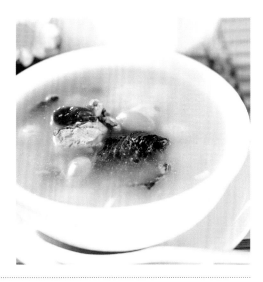

鹿茸山药瘦肉汤

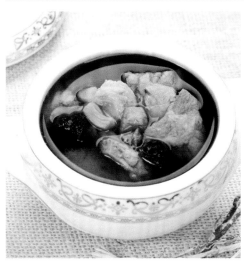

材料

猪瘦肉200克，鲜山药30克，鹿茸2克，熟地黄10克，盐2克，味精少许

做法

❶ 山药去皮洗净，切块；鹿茸、熟地黄均洗净；猪瘦肉洗净切块。

❷ 锅中注水，煮沸，放入以上材料，大火煮开后，转小火慢炖2个小时。

❸ 放入盐、味精调味即成。

虫草海马四宝汤

材料

鸡1只，大鲍鱼1只，海马4只，猪瘦肉200克，火腿30克，冬虫夏草2克，盐、味精各2克，浓缩鸡汁2毫升

做法

❶ 先将鲍鱼去肠，洗净；海马用瓦锅煸好；鸡去内脏洗净，斩块；猪瘦肉、火腿分别切粒；冬虫夏草洗净。

❷ 将以上材料装入炖盅，炖4个小时，放入盐、味精、浓缩鸡汁调味即可。

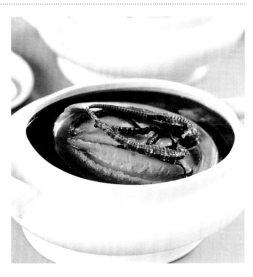

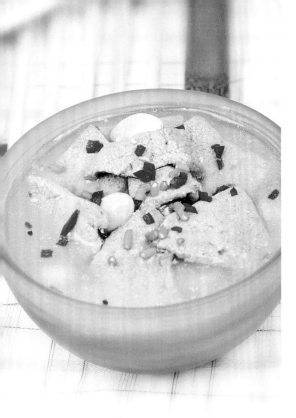

银杏玉竹猪肝汤

材料

猪肝 200 克，银杏 100 克，玉竹 10 克，味精、盐、香油、高汤、青椒丁、红椒丁各适量

做法

❶ 将猪肝洗净切片；银杏、玉竹洗净备用。

❷ 净锅上火倒入高汤，下入猪肝、银杏、玉竹，加入盐、味精煮沸。

❸ 淋入香油，撒上青椒丁、红椒丁即可。

养生功效

银杏具有敛肺气、定喘嗽的功效；玉竹能养阴润燥、除烦止渴，治热病阴伤、咳嗽烦渴、虚劳发热、消谷易饥；猪肝富含铁和维生素 K，也是最理想的补血佳品之一。此品有保肝、护肾、敛肺气的功效，适宜肺虚干咳、肺痨、遗精患者食用。

枸杞子板栗羊肉汤

材料

羊肉 150 克，板栗 30 克，枸杞子 20 克，吴茱萸、桂枝各 10 克，盐 5 克

做法

❶ 将羊肉洗净，切块；板栗去壳，洗净切块；枸杞子洗净，备用。

❷ 吴茱萸、桂枝洗净，煎取药汁备用。

❸ 锅内加适量水，放入羊肉块、板栗块、枸杞子，大火煮沸，改用小火煮20分钟，再倒入药汁，续煮10分钟，加入盐即可。

养生功效

羊肉、吴茱萸、桂枝均有温经散寒、温通经络的作用；板栗、枸杞子有滋阴补肾的效果。配伍同用，对肝肾不足、小腹冰凉、畏寒怕冷、腰膝冷痛等症有很好的食疗效果。

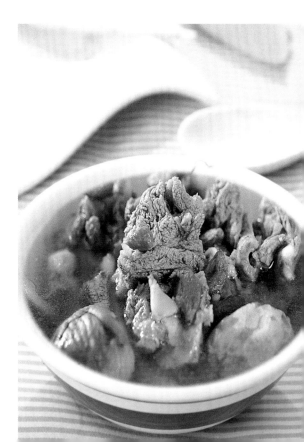

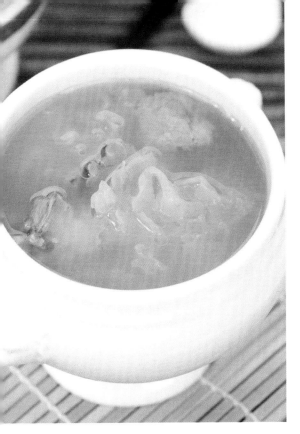

木瓜银耳猪骨汤

材料

猪骨 150 克，木瓜 100 克，银耳 10 克，盐 3 克，香油 4 毫升

做法

❶ 木瓜去皮，去瓤，洗净切块；银耳洗净，泡发撕片；猪骨洗净，斩块。

❷ 热锅注入水煮开，下入猪骨，汆尽血水，捞出洗净。

❸ 将猪骨、木瓜放入瓦锅中，注入适量水，大火煮开后下入银耳，改用小火煮 2 个小时，加盐、香油调味即可。

养生功效

　　木瓜可以祛风湿、通经络；银耳能滋阴润肠；猪骨可补钙壮骨；三者同用，对腰椎间盘突出症患者有一定的食疗效果。

骨碎补猪脊骨汤

材料

猪脊骨 500 克，骨碎补 15 克，红枣 4 颗，盐 3 克

做法

❶ 骨碎补洗净，放入清水中浸泡 1 个小时左右；红枣洗净去核。

❷ 猪脊骨斩块，洗净，汆烫。

❸ 将适量清水放入瓦锅内，煮沸后加入骨碎补、猪脊骨、红枣，大火煮开后，改用小火煮 3 个小时，再加盐调味即可。

养生功效

　　骨碎补有活血续伤、补肾强骨之功效，能活血散淤、消肿止痛、续筋接骨。因此，本品具有活血祛淤、强筋壮骨的功效，适合颈椎病、腰椎间盘突出症以及淤血凝滞的骨折患者食用。

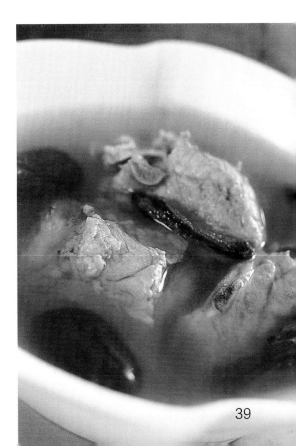

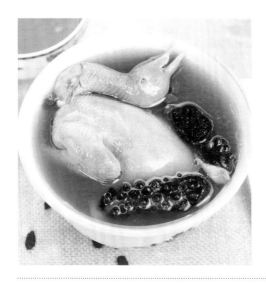

黄精海参乳鸽汤

材料

乳鸽1只，黄精、海参各适量，枸杞子少许，盐3克

做法

❶ 乳鸽洗净；黄精、海参、枸杞子洗净泡发。

❷ 热锅注水煮开，下乳鸽氽透，捞出。

❸ 将乳鸽、黄精、海参、枸杞子放入瓦锅，注水，大火煮沸，改小火煮2个小时，加盐调味即可。

鲜人参乳鸽汤

材料

乳鸽1只，鲜人参30克，红枣10颗，姜片5克，盐、味精各2克

做法

❶ 乳鸽、人参洗净；红枣洗净，去核。

❷ 乳鸽入沸水中氽去血水后捞出洗净。

❸ 将乳鸽、人参、红枣、姜片一起装入锅中，加适量清水，以大火炖煮2个小时，加盐、味精调味即可。

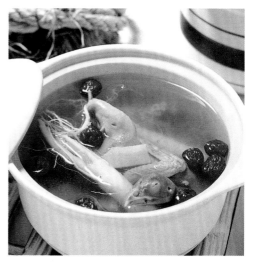

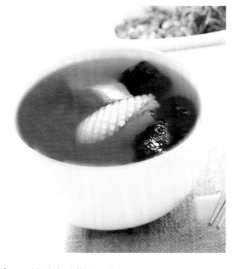

补骨脂鱿鱼汤

材料

鱿鱼100克，海螵蛸50克，补骨脂30克，桑螵蛸、红枣各10克，盐、葱花、姜片各适量

做法

❶ 将鱿鱼泡发，洗净，切片，切花刀；海螵蛸、桑螵蛸、补骨脂、红枣洗净。

❷ 将海螵蛸、桑螵蛸、补骨脂水煎取汁，去渣备用。

❸ 锅中放入鱿鱼、红枣、药汁，同煮至鱿鱼熟后，加盐、葱花、姜片等调味即可。

桑螵蛸红枣鸡汤

材料

鸡腿1只，桑螵蛸10克，红枣8颗，鸡精3克，盐适量

做法

❶ 鸡腿剁块，放入沸水氽烫，捞起冲净。

❷ 鸡肉、桑螵蛸、红枣一起放入锅中，加适量水以大火煮开，转小火续煮30分钟。

❸ 加入鸡精和盐调味即成。

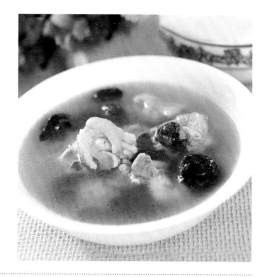

党参灵芝鹌鹑汤

材料

鹌鹑1只，党参20克，灵芝8克，枸杞子10克，红枣5颗，盐适量

做法

❶ 灵芝洗净，泡发撕片；党参洗净，切薄片；枸杞子、红枣均洗净，泡发。

❷ 鹌鹑宰杀，去毛、内脏，洗净后氽烫。

❸ 炖盅注水，大火煮开，下灵芝、党参、枸杞子、红枣以大火再次煮开，放入鹌鹑，用小火煮3个小时，加盐调味即可。

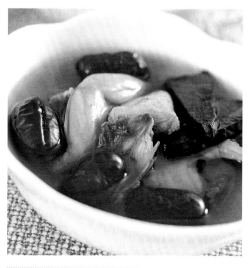

鹌鹑竹笋汤

材料

鹌鹑1只，竹笋20克，水发香菇、火腿各10克，葱末、鲜汤、食用油、黄酒、盐各适量

做法

❶ 鹌鹑去内脏洗净；竹笋、香菇洗净泡发，切块；火腿切末。

❷ 锅入油烧热，倒入鲜汤，下入鹌鹑、竹笋、香菇，用大火煮沸。

❸ 改小火煮1个小时，加火腿末稍煮，加入黄酒、盐、葱末即可。

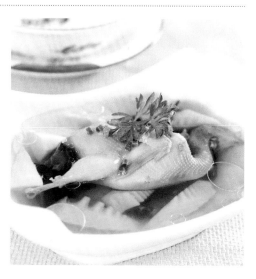

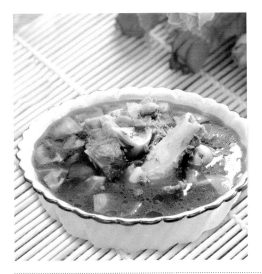

西红柿棒骨汤

材料
棒骨300克,西红柿100克,盐4克,鸡精1克,白糖2克,葱3克,食用油适量

做法
❶ 棒骨洗净剁成块；西红柿洗净切块；葱洗净切碎。
❷ 锅中倒入少许食用油烧热,下入西红柿略加煸炒,倒水加热,下入棒骨煮熟。
❸ 加盐、鸡精和白糖调味,撒上葱末,即可出锅。

杜仲萝卜羊肉汤

材料
羊肉200克,白萝卜50克,杜仲15克,羊骨汤400毫升,盐、料酒、姜片各适量

做法
❶ 羊肉洗净切块,氽去血水；白萝卜洗净,切片。
❷ 杜仲洗净用棉布袋包好,同羊肉、羊骨汤、白萝卜、姜片、料酒一起下锅,加水煮沸后小火炖1个小时,将棉布袋捞出,加盐调味即可。

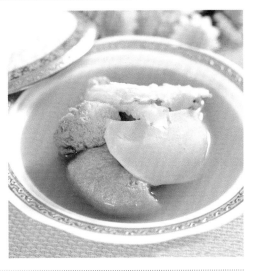

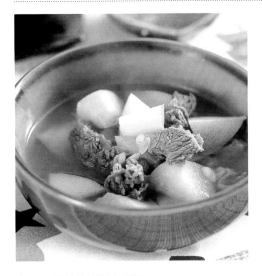

苹果雪梨煲牛腱

材料
牛腱90克,杏仁、红枣各25克,苹果、雪梨各1个,姜片、盐各适量

做法
❶ 苹果、雪梨洗净,去皮,切块；牛腱洗净,切块,氽烫后捞起备用。
❷ 杏仁、红枣均洗净。
❸ 将杏仁、红枣、苹果、雪梨、牛腱、姜片放入锅中,加水以大火煮沸后,转小火煮2个小时,加盐调味即可。

人参煲三鞭

材料

老母鸡1只，牛鞭、鹿鞭、羊鞭各80克，鲜人参1条，葱丝、红枣、盐、味精各适量

做法

❶ 将三鞭削去尿管，洗净切成片。

❷ 红枣、鲜人参洗干净；老母鸡去内脏，处理干净剁块。

❸ 用小火将老母鸡、人参、三鞭、红枣一起煮3个小时，加入盐、味精调味，撒上葱丝即可。

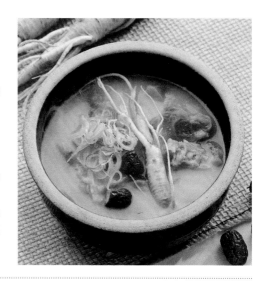

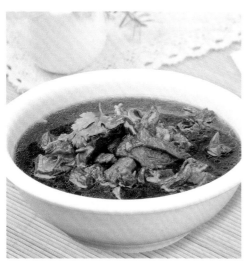

天麻地龙炖牛肉

材料

牛肉500克，天麻、地龙各10克，盐、胡椒粉、味精、香菜、葱段、姜片、料酒、食用油各适量

做法

❶ 牛肉洗净，切块，入锅加水煮沸，略煮捞出，牛肉汤待用；天麻、地龙均洗净。

❷ 油锅烧热，煸香葱段、姜片，加料酒和牛肉汤煮沸，加入剩余材料（香菜除外）炖至肉熟烂，拣去葱段、姜片，撒上香菜即可。

菟丝子煲鹌鹑蛋

材料

鹌鹑蛋（熟）400克，菟丝子9克，红枣、枸杞子各12克，黄酒10毫升，盐适量

做法

❶ 菟丝子洗净，装入小布袋中，绑紧口；红枣及枸杞子均洗净。

❷ 红枣、枸杞子及装有菟丝子的小布袋放入锅内，加入水。

❸ 再加入鹌鹑蛋、黄酒，煮开后改小火煮约1个小时，将布袋捞出，加盐调味即可。

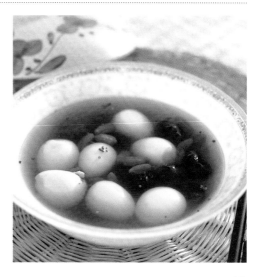

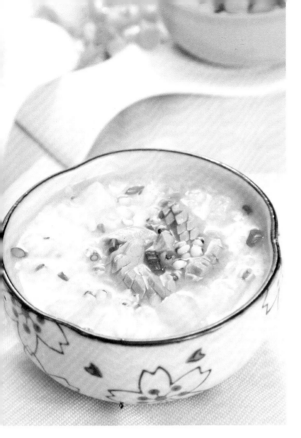

猪腰山药薏苡仁粥

材料

糯米 120 克，猪腰 100 克，鲜山药 80 克，薏苡仁 50 克，盐 3 克，味精 2 克，葱花适量

做法

❶ 猪腰洗净，切成花刀；山药洗净，去皮，切块；薏苡仁、糯米淘净，泡好。

❷ 锅中注水，下入薏苡仁、糯米、山药煮沸，再用中火煮30分钟。

❸ 改小火，放入猪腰，待猪腰变熟，加入盐、味精调味，撒上葱花即可。

养生功效

　　本品可以有效地补益肾气，并且还有利水渗湿、强腰壮骨、增强机体免疫力的功效，适合肾虚型的男性患者食用。

菟丝子大米粥

材料

大米 100 克，菟丝子适量，白糖、葱各 5 克

做法

❶ 大米淘洗干净，置冷水中浸泡30分钟后捞出沥干水分，备用；菟丝子洗净；葱洗净，切花。

❷ 锅置火上，倒入清水，放入大米，以大火煮至米粒开花。

❸ 再加入菟丝子煮至浓稠状，撒上葱花，加入白糖拌匀即可。

养生功效

　　菟丝子可补益肝肾、固精缩尿，可用于肾虚少精无精、腰膝酸软、目昏耳鸣、肾虚泄泻、遗精、消渴、小便余沥、目暗等症，对于肾虚精少引起的不射精症有较好的食疗功效。

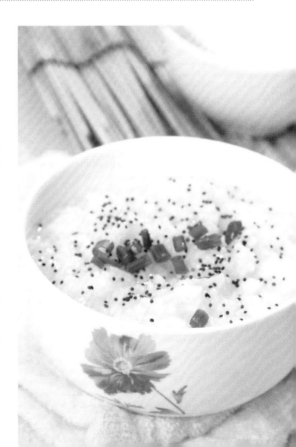

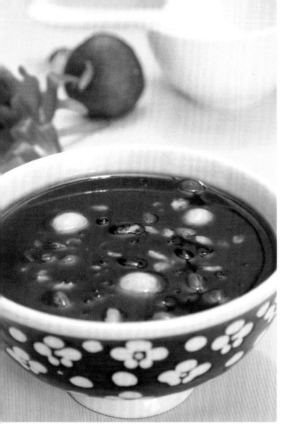

黑米黑豆莲子粥

材料

糙米 40 克，燕麦 30 克，黑米、黑豆、赤小豆、莲子各 20 克，白糖 5 克

做法

❶ 糙米、黑米、黑豆、赤小豆、燕麦均洗净，泡发；莲子洗净，泡发后，挑去莲子心。

❷ 净锅置火上，加入适量清水，放入糙米、黑豆、黑米、赤小豆、莲子、燕麦，开大火煮沸。

❸ 转小火煮至各材料均熟、粥呈浓稠状时，加入白糖拌匀即可。

养生功效

　　黑豆可抗衰老，预防骨质退行性病变；莲子可止泻固精、益肾健脾。此品可固肾涩精、补脾止泻，适宜失眠多梦、肾虚患者食用。

玉米须大米粥

材料

大米 100 克，玉米须适量，盐 2 克，葱 5 克

做法

❶ 大米置冷水中泡发30分钟后捞出，沥干水分备用；玉米须洗净，稍浸泡后，捞出沥干水分；葱洗净，切花。

❷ 锅置火上，放入大米和适量清水同煮至米粒开花。

❸ 加入玉米须，煮至浓稠，加入盐拌匀，撒上葱花即可。

养生功效

　　玉米须能利尿、泄热、平肝、利胆，可辅助治疗肾炎性水肿、脚气、黄疸型肝炎、高血压、胆囊炎、糖尿病等症；玉米须对人体有利尿作用，可增加氯化物排出量，但作用较弱。大米能补中益气、健脾养胃。

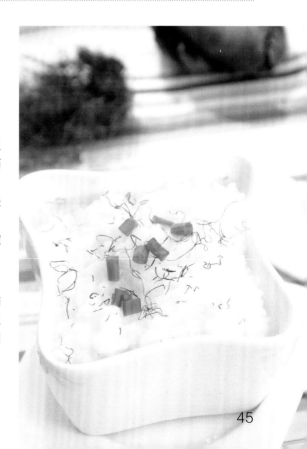

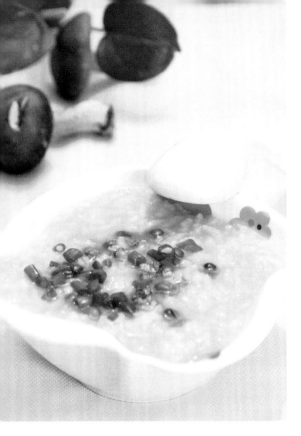

赤小豆核桃粥

材料

大米 70 克, 赤小豆 30 克, 核桃仁 20 克,
白糖 3 克, 葱花适量

做法

❶ 大米、赤小豆均洗净泡发; 核桃仁洗净。

❷ 锅置火上, 倒入适量清水, 放入大米、赤
小豆同煮至开花。

❸ 加入核桃仁煮至浓稠状, 加入白糖拌匀,
撒上葱花即可。

养生功效

核桃仁具有润肠通便、补益肾气的功效,
还能润肌肤乌须发, 并有降低血脂的功效。此
粥还可利尿消肿, 适宜肾源性水肿、心源性水
肿、肝硬化腹水、营养不良性水肿患者, 以及
健忘倦怠、食欲不振、腰膝酸软、便秘患者食用。

核桃乌鸡粥

材料

乌鸡肉 200 克, 核桃 100 克, 大米 80 克,
枸杞子 20 克, 姜末 5 克, 鲜汤 150 毫升, 盐
3 克, 葱花 4 克, 食用油适量

做法

❶ 核桃去壳, 取仁; 大米淘净; 枸杞子洗
净; 乌鸡肉洗净, 切块。

❷ 油锅烧热, 爆香姜末, 下入乌鸡肉过油,
倒入鲜汤, 放入大米煮沸, 下核桃仁和枸
杞子, 熬煮。

❸ 用小火将粥煮好, 加入盐调味, 撒上葱花
即可。

养生功效

枸杞子能滋肾润肺、补肝明目; 大米能补
中益气、健脾养胃。此品可滋阴补肾、养血补
虚, 适宜体虚血亏、肝肾不足等患者食用。

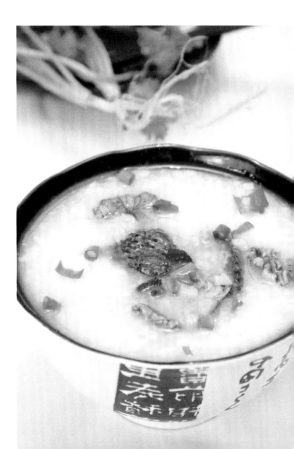

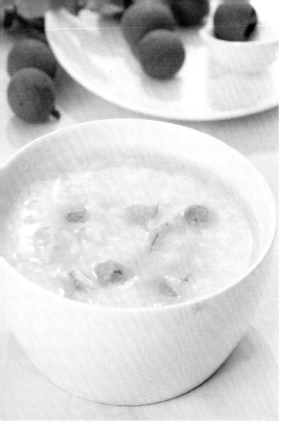

桂圆榛子粥

材料

大米 100 克，榛子 30 克，桂圆肉、玉竹各 20 克

做法

❶ 将榛子去壳、去皮洗净，切碎；桂圆肉、玉竹洗净；大米洗净泡发。

❷ 锅置火上，注入清水，放入大米，用大火煮至米粒开花；放入榛子、桂圆、玉竹，用中火煮至熟即可。

养生功效

　　桂圆肉能补血安神、补养心脾；榛子能散发天然香气，在口中越嚼越香，可改善厌食症状；常食榛子能明目、增强气力。此品有补益心脾的功效。此粥适宜饮食减少、体倦乏力、眼花、身体消瘦、阴血亏虚的糖尿病患者食用。

山药鹿茸山楂粥

材料

大米 100 克，山药 30 克，鹿茸、山楂片各少许，盐 2 克，青菜丝少许

做法

❶ 山药去皮洗净，切块；大米洗净；山楂片洗净，切丝。

❷ 鹿茸煎汁装碗待用；原锅注水，放入大米煮至米粒绽开，入山药、山楂同煮。

❸ 倒入鹿茸汁，小火煮熟，加盐调味，撒上青菜丝即可。

养生功效

　　山药可补脾养胃、生津益肺、补肾涩精；鹿茸能补肾壮阳、益精生血、强筋壮骨，能治肾阳不足、阳痿；山楂有降低人体胆固醇的作用，还有明显扩张血管和降低血压的作用。此粥具有补精助阳、强筋健骨的功效。

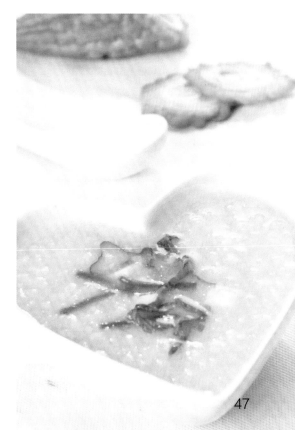

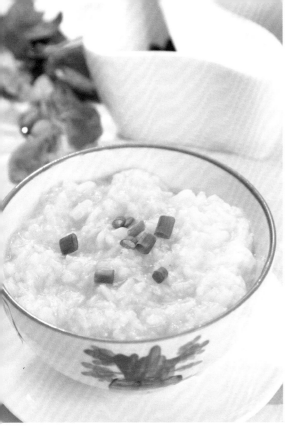

榛子枸杞子粥

材料

粳米 100 克，榛子仁 20 克，枸杞子 15 克，葱花少许

做法

❶ 将榛子仁捣碎；枸杞子洗净泡发。

❷ 榛子与枸杞子一同加水煎汁，去渣取汁。

❸ 将汤汁与粳米一同用小火熬成粥，撒上葱花即可。

养生功效

　　枸杞子能滋肾、补肝、明目；榛子仁中含有大量的油脂，胆功能严重不良者不宜食用，泄泻、便溏者也应少食；营养专家建议正常人每日食用坚果不应超过 20 克。此品有养肝补肾、润肠通便的功效，体虚者、目昏者、饮食减少者、体倦乏力者、身体消瘦者、糖尿病患者适宜食用。

锁阳羊肉粥

材料

羊肉 100 克，大米 80 克，锁阳 15 克，料酒 8 毫升，生抽 6 毫升，姜末 10 克，盐 3 克，葱花少许

做法

❶ 羊肉洗净切片，用料酒、生抽腌渍；大米淘洗好；锁阳洗净。

❷ 锅中入水和大米以大火煮开，下入羊肉、锁阳、姜末，转中火熬至米粒软散。

❸ 转小火熬煮成粥，加入盐调味，撒入葱花即可。

养生功效

　　羊肉可益气补阳、促进血液循环、使皮肤红润、增强御寒能力。此品有补肾助阳、益气补虚的功效，肾亏所致的腰膝酸软、畏寒怕冷患者适宜食用。

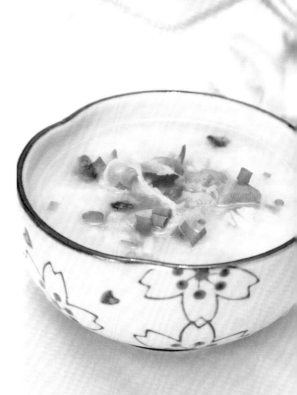

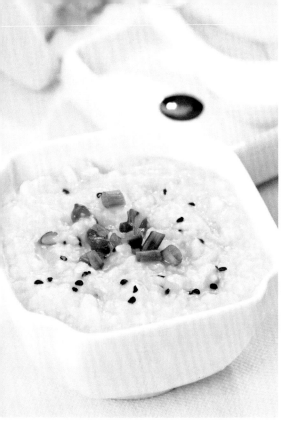

韭菜子枸杞子粥

材料

大米80克，韭菜子、枸杞子各适量，白糖3克，葱8克

做法

❶ 大米洗净，下入冷水中浸泡30分钟后捞出沥干；韭菜子、枸杞子均洗净；葱洗净，切花。

❷ 锅置火上，倒入清水，放入大米，以大火煮至米粒开花。

❸ 加入韭菜子、枸杞子煮至粥呈浓稠状，加入白糖拌匀，撒上葱花即可。

养生功效

　　韭菜子具有温补肝肾、壮阳固精的功效，阳痿、遗精、遗尿、腰痛、神经衰弱患者宜食用韭菜子。此粥具有补精气、壮筋骨的功效，适宜肾阳虚、血虚患者及慢性肝炎患者食用。

花生松子粥

材料

大米80克，花生仁30克，松子仁20克，盐2克，葱8克

做法

❶ 大米泡发洗净；松子仁、花生仁均洗净；葱洗净，切花。

❷ 锅置火上，倒入清水，放入大米煮开。

❸ 加入松子仁、花生仁同煮至浓稠状，加入盐拌匀，撒上葱花即可。

养生功效

　　松子仁可润肠通便、补肾益气、养血润肠、润肺止咳，还能够美容养颜；大米能补中益气、健脾养胃；花生富含多种不饱和脂肪酸，可加强前列腺功能，对男性前列腺炎、前列腺增生均有一定的食疗作用。

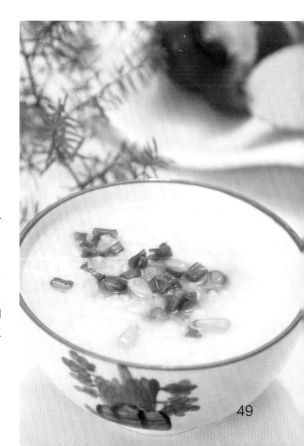

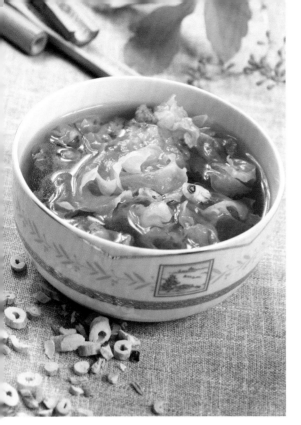

赤芍柴胡银耳羹

材料

罐头银耳 300 克，赤芍、柴胡、黄芩、知母、夏枯草、麦门冬各 10 克，牡丹皮 8 克，玄参 8 克，雪梨 1 个，白糖适量

做法

❶ 将所有的药材洗净沥水；雪梨洗净切块，备用。

❷ 锅中加入所有药材，加入适量的清水煎煮成药汁。

❸ 去渣取汁后加入梨、罐头银耳、白糖，煮至开即可。

养生功效

　　赤芍具有行淤止痛、凉血消肿的功效，对因血络受损及阴虚火旺引起的血精症均有很好的疗效；柴胡具有疏肝解郁之功效，肝气不调、肝火旺盛者都可食用。

核桃黑芝麻糊

材料

核桃仁、黑芝麻各 50 克，熟花生米末、白糖各适量

做法

❶ 核桃仁洗净沥干水分；黑芝麻去杂质，洗净备用。

❷ 将核桃、黑芝麻放入豆浆机内，加适量热开水，搅打成糊。

❸ 加入白糖溶化后，撒上熟花生米末即可。

养生功效

　　核桃仁能润肌肤、乌须发，并有补肾气、降低血脂的功效；黑芝麻可滋补肝肾、乌发防脱，两者合用，对肾气亏虚引起的脱发、须发早白等症均有一定的食疗效果。此外，黑芝麻中钾含量丰富，而钠则很少，这对于控制血压和保持心脏健康十分有益。

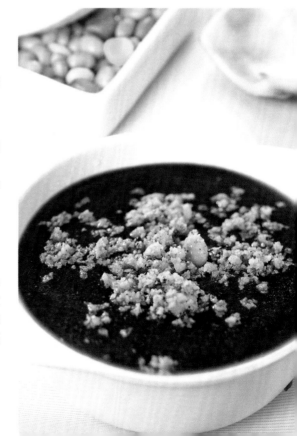

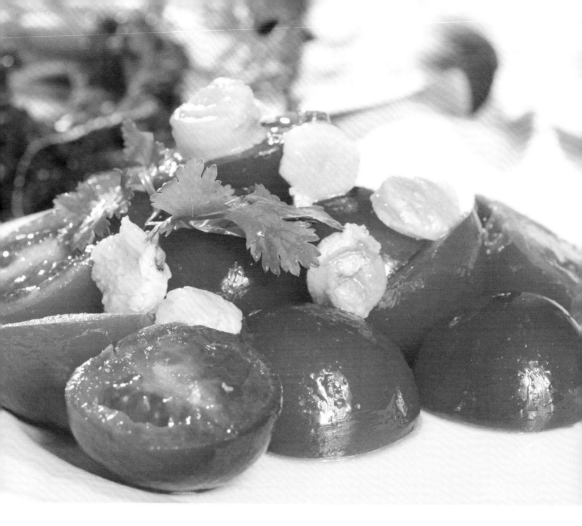

圣女果炒鲜贝

材料

鲜贝 200 克，圣女果 150 克，葱 5 克，鸡精、盐各 2 克，淀粉 10 克，食用油、高汤、香菜各适量

做法

❶ 将鲜贝、圣女果洗净，圣女果放入盐水中浸泡一段时间，可以去除农药残留，然后切成两半备用；葱洗净，切小段。

❷ 炒锅中放入食用油，以中火烧至三成热时加入鲜贝及圣女果滑炒至熟，捞出沥干油。

❸ 锅中留少许底油，爆香葱段，放入鲜贝、圣女果炒匀，放入盐、鸡精、高汤，以淀粉勾芡，撒上香菜即可食用。

养生功效

贝类本身极富鲜味，烹制时不宜添加过多的调味品，也不宜放过多的盐，以免鲜味流失。另外，贝类不易清洗，在清洗前可先用淡盐水浸泡一段时间；贝类性多寒凉，脾胃虚弱者应少食。圣女果可健胃消食、生津止渴，还能美白皮肤，祛斑效果也很不错。鲜贝和圣女果中锌含量十分丰富，对男性前列腺炎有很好的食疗效果。

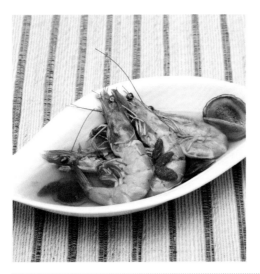

鹿茸蒸虾

材料

虾 500 克，鹿茸、枸杞子各 10 克，米酒 50 毫升

做法

❶ 虾剪去须脚，在虾背上划开，挑去肠泥洗净备用；枸杞子洗净泡发。

❷ 鹿茸与枸杞子用米酒泡20分钟左右。

❸ 虾放入盘中，浇入鹿茸、枸杞子和米酒，再把盘子放入沸水锅中，蒸8分钟即成。

核桃仁拌韭菜

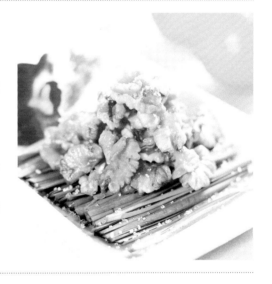

材料

核桃仁 300 克，韭菜 150 克，白糖 10 克，白醋 3 毫升，盐 3 克，香油、食用油各适量

做法

❶ 韭菜洗净，焯熟，切段，摆盘底。

❷ 锅内放入食用油，待油烧至五成热时，下入核桃仁炸成浅黄色捞出。

❸ 在另一只碗中放入其他调料拌匀，和核桃仁一起装盘即成。

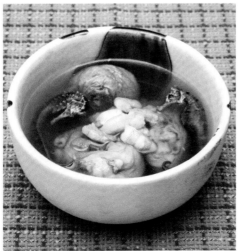

海马虾仁鸡汤

材料

童子鸡 1 只，海马、虾仁各 15 克，姜片、清汤、大蒜、米酒、盐、味精各适量

做法

❶ 童子鸡处理干净，氽烫至熟，剁小块。

❷ 海马、虾仁洗净，泡10分钟备用。

❸ 锅中放入姜片、清汤、大蒜、米酒，大火煮沸，再放入海马、虾仁、鸡肉，转小火续煮40分钟，加盐、味精即可。

黑木耳炒鸡肝

材料

鸡肝 150 克，黑木耳 40 克，姜丝、黄酒、盐、味精、食用油、葱各适量

做法

❶ 将鸡肝洗净，切片；黑木耳用温水泡发，洗净，撕朵；葱洗净切段。

❷ 热锅入油，先放姜丝爆香，再放鸡肝片炒匀，随后放黑木耳、黄酒和盐，翻炒5分钟，加少许水，盖上锅盖，稍焖片刻。

❸ 最后下味精调匀，撒上葱段即可。

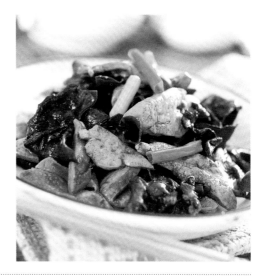

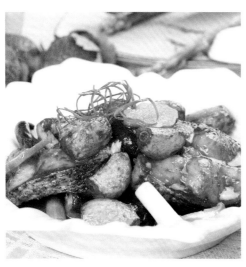

大蒜炒鳗鱼

材料

鳗鱼段 300 克，香菇 80 克，大蒜、姜片、葱段各 10 克，食用油、葱丝、酱油、料酒、盐、白糖、淀粉各适量

做法

❶ 鳗鱼段洗净，加盐、料酒腌渍；香菇泡发撕开；油锅烧热，将鳗鱼段稍炸，捞出。

❷ 锅留底油，爆香姜片、葱段，入香菇、大蒜与鳗鱼炒匀，加酱油、盐、白糖拌匀炒熟，加淀粉勾芡，撒上葱丝即可。

虾皮炒西葫芦

材料

西葫芦 300 克，虾皮 100 克，盐 3 克，酱油、食用油各适量

做法

❶ 将西葫芦洗净，切片；虾皮洗净。

❷ 锅中注入适量沸水，加西葫芦焯烫片刻，捞起，沥水；油锅烧热，放入虾皮炸至金黄色，捞起。

❸ 锅中留少量食用油，倒入西葫芦和虾皮，翻炒，再加入酱油和盐，炒匀即可。

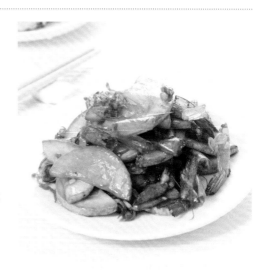

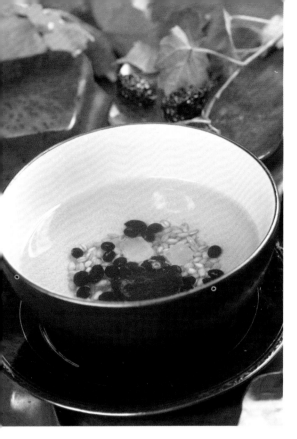

浮小麦黑豆茶

材料

黑豆、浮小麦各 30 克，冰糖少许

做法

❶ 将黑豆、浮小麦均洗净，泡发。

❷ 将以上材料放入锅中，加1000毫升水，大火煮开后，转小火煮至熟烂。

❸ 最后加入少许冰糖，搅拌均匀即可饮用。

养生功效

　　浮小麦是敛阴止汗的常用药；黑豆具有滋阴补肾、祛风除湿、调中下气、活血解毒、利尿消肿等功效。本品对盗汗、自汗等症有很好的改善作用。

五味子茶

材料

五味子 5 克，冰糖适量

做法

❶ 将五味子洗净沥干水分，放入开水中略烫，立刻捞出放入杯中备用。

❷ 锅中注入适量清水，水煮沸后冲入杯中。

❸ 将杯盖盖好闷10分钟左右，放入适量的冰糖，冰糖溶化后即可代茶饮用。

养生功效

　　此品具有益阴生津、降低转氨酶的功效，还能补肾涩精、养心安神。此茶适用于传染性肝炎患者，神经衰弱、过度疲乏、脑力劳动者，肾虚所致的滑精、梦遗、尿频、盗汗、烦渴等患者也可饮用。

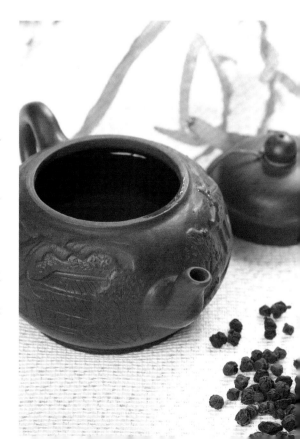

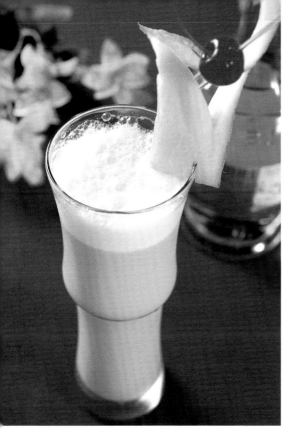

女贞子蜂蜜饮

材料

女贞子8克，蜂蜜、橙汁各10毫升，百香果汁25毫升，熟鸡蛋、雪糕各1个，冰块、橙子块、小樱桃各适量

做法

❶ 取适量冰块放入碗中，再放入切碎的鸡蛋；女贞子洗净煎水备用。

❷ 盛有鸡蛋的碗中再加入雪糕、蜂蜜、橙汁、百香果汁、女贞子汁。

❸ 一起搅打成泥，最后用橙子块、小樱桃装饰即可。

养生功效

蜂蜜中含有丰富的抗氧化剂，能清除体内的氧自由基，有抗癌、防衰老的作用；另外，蜂蜜能润肠通便，对便秘引起的痘痘、色斑有很好的治疗功效。女贞子有滋阴补肾的功效，对肾阴虚引起的色斑、黑眼圈均有一定效果。

生地黄黑豆浆

材料

黑豆200克，生地黄8克，玄参、麦门冬各10克，白糖适量

做法

❶ 黑豆洗净，浸泡约4个小时至豆子膨胀，沥水备用。

❷ 生地黄、玄参、麦门冬洗净后放入棉布袋内，扎紧袋口，置锅中，以小火加热至沸腾，约5分钟后滤取药汁备用。

❸ 将黑豆与药汁混合，放入豆浆机内搅拌均匀，过滤出豆浆加白糖拌匀，白糖溶化后即可饮用。

养生功效

常食黑豆可抗衰老，预防骨质退行性病变。本品具有滋阴养血、滋补肝肾、补充钙质的功效，适合骨质疏松症患者饮用。

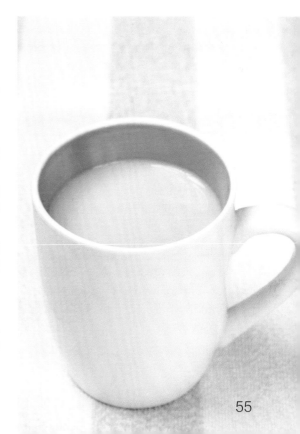

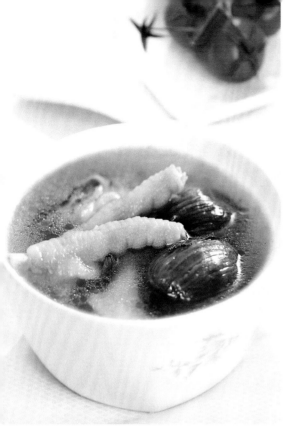

桑寄生连翘鸡爪汤

材料

鸡爪 400 克，桑寄生 30 克，连翘 15 克，红枣 2 颗，盐 5 克

做法

❶ 桑寄生、连翘洗净沥干；红枣洗净去核。

❷ 鸡爪洗净，去爪甲，放入沸水中汆烫后捞起备用。

❸ 将1600毫升清水放入瓦锅内，煮沸后加入以上用料，大火煮开后，改用小火煮2个小时，加盐调味即可。

养生功效

　　桑寄生能补肝肾、强筋骨、除风湿、通经络，还可治疗风湿痹痛，适用于风湿性关节炎引起的腰膝酸软、痹痛和其他风湿病者，有舒筋活络、镇痛的作用。

榴莲牛奶果汁

材料

榴莲肉 100 克，水蜜桃 50 克，蜂蜜少许，鲜牛奶 200 毫升

做法

❶ 将水蜜桃洗净，与榴莲肉、蜂蜜一起倒入榨汁机。

❷ 将200毫升冷开水倒入，盖上杯盖，充分搅拌成果泥状，加入牛奶，调合成果汁即可饮用。

养生功效

　　榴莲性热，能够活血散寒，还能有效改善腹部冷痛的症状；水蜜桃素有"果中皇后"的美誉，富含维生素 C，经常食用水蜜桃可祛痰、润肺，还具有美肤的功效。此品有生津润肠的功效，适宜消化性溃疡、病后体虚、大便秘结者饮用。

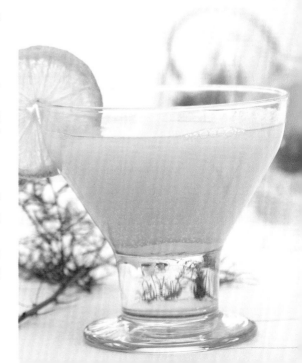

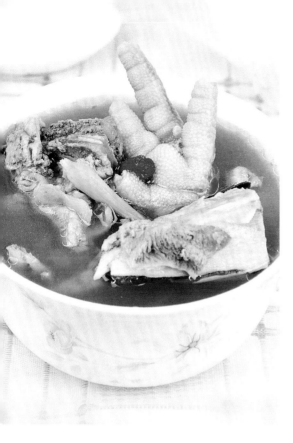

排骨板栗鸡爪汤

材料

猪排骨 175 克，板栗 120 克，鸡爪 2 只，酱油、枸杞子、青菜各适量，盐 3 克

做法

❶ 鸡爪洗净，氽烫后捞出，备用；猪排骨用清水洗净，斩大块，氽烫后捞出，备用。

❷ 板栗放清水中洗净。

❸ 锅洗净，置火上，倒入适量清水，加入盐、酱油，下入鸡爪、猪排骨、枸杞子、青菜、板栗，煮至熟即可。

养生功效

　　板栗能养胃健脾、补肾强腰，对高血压、冠心病、动脉硬化、骨质疏松症等疾病有一定的食疗作用；猪排骨能强筋健骨、益气补虚。因此，本品具有补肾壮骨的功效，适合颈椎病患者、骨质疏松症患者食用。

板栗土鸡汤

材料

土鸡 1 只，板栗 200 克，姜、红枣各 10 克，盐 4 克，鸡精 2 克

做法

❶ 将土鸡宰杀，去毛和内脏，洗净，剁块备用；姜洗净切片；板栗剥壳，去皮备用。

❷ 锅置火上，加入适量清水，煮沸后，放入鸡、板栗，滤去血水，备用。

❸ 将鸡、板栗转入炖盅里，放入姜片、红枣，置小火上炖熟，加入盐、鸡精即可。

养生功效

　　鸡肉有温中益气、补精填髓、益五脏、补虚损、健脾胃、强筋骨的功效；板栗具有补脾健胃、补肾强筋、活血止血的功效，对更年期男性有很好的保健作用。

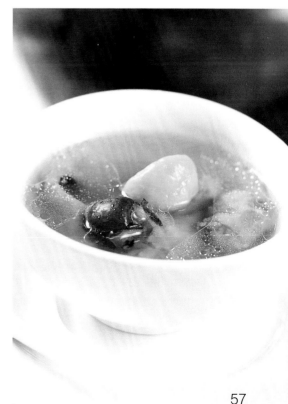

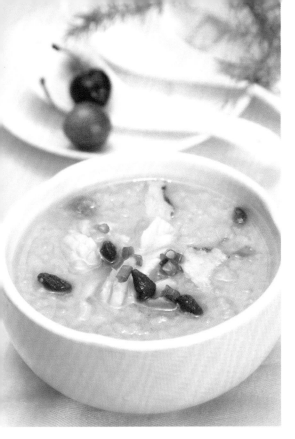

当归墨鱼粥

材料

粳米 500 克，干墨鱼 200 克，白胡椒粉 8 克，当归、枸杞子、姜汁、葱花、盐各适量

做法

❶ 将干墨鱼用清水泡软，去皮、骨，洗净，切成片；粳米、枸杞子、当归洗净。

❷ 锅内注水，下入干墨鱼、白胡椒粉、当归、枸杞子、姜汁煮开，炖至五成熟。

❸ 下入粳米熬至粥成，加盐调味，撒上葱花即可。

养生功效

墨鱼能补益精气、滋阴润燥；粳米能健脾胃、补中气。二者共用，能强身健体、调和血脉，对腰部劳损有一定的辅助疗效。

板栗香菇老鸡汤

材料

老鸡 1 只，板栗 30 克，香菇 20 克，盐 4 克，葱花 5 克，枸杞子适量

做法

❶ 将老鸡去毛及内脏，清洗干净后斩块，放入沸水中汆烫片刻，捞起备用；板栗洗净；香菇浸泡洗净，切片备用。

❷ 净锅上火倒入水，加入盐，下入鸡肉、板栗、香菇、枸杞子煮至鸡肉熟烂，撒上葱花即可。

养生功效

香菇能补肝肾、健脾胃、益气血；鸡肉能温中益气、补精填髓、益五脏、补虚损；板栗可补肾强骨、健脾养胃、活血止血。此品可补肾益气、益胃和中，适宜高血压、冠心病、肝硬化以及气虚、贫血患者食用。

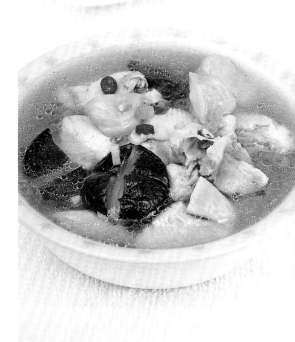

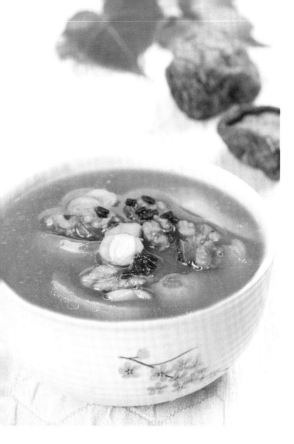

补骨脂猪腰汤

材料
猪腰1副，补骨脂50克，莲子、核桃仁各40克，盐2克，姜片适量

做法
❶ 补骨脂、莲子、核桃仁分别洗净浸泡；猪腰剖开除去白色筋膜，加盐反复揉洗，用清水冲净。
❷ 将除盐以外的所有材料放入砂锅中，注入清水，大火煮沸后转小火煮2个小时。
❸ 加入盐调味即可。

养生功效
补骨脂可补肾助阳、促进骨髓造血、增强免疫和内分泌功能，从而发挥抗衰老、抗骨质增生的作用。此品有补肾助阳、养心安神的功效，适宜肾不纳气所致虚喘不止患者、脾肾两虚所致大便久泻者食用。

何首乌黑豆乌鸡汤

材料
乌鸡1只，黑豆50克，何首乌15克，红枣10颗，黄酒、葱段、姜片、盐、葱花、味精各适量

做法
❶ 乌鸡洗净，斩块；何首乌、黑豆、红枣均洗净。
❷ 乌鸡、何首乌、黑豆、红枣、黄酒、葱段、姜片及盐加水煮沸后，改用小火煮至鸡肉熟烂。
❸ 加葱花、味精调味即可。

养生功效
何首乌能补肝益肾、滋阴养血，能治肝肾阴虚引起的须发早白、掉发、脱发；黑豆能补益肝肾。因此，本品有补肝肾、乌发防脱的功效，适合头发早白、脱发患者食用。

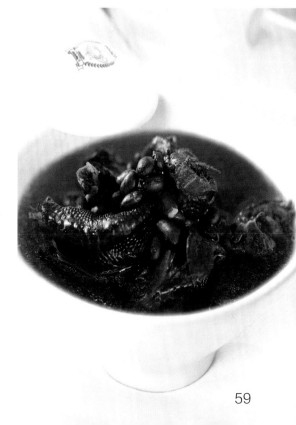

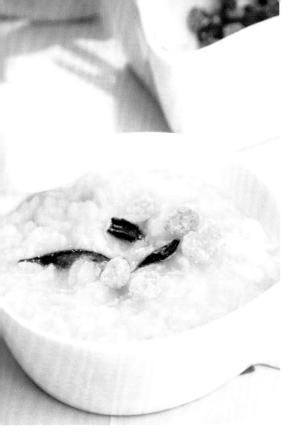

金樱子糯米粥

材料
糯米 80 克，金樱子适量，金樱子叶 3 片，白糖 3 克

做法
❶ 糯米泡发洗净；金樱子洗净，下入锅中，加适量清水煎取浓汁备用。
❷ 锅置火上，倒入清水，放入糯米，以大火煮至米粒开花。
❸ 加入金樱子浓汁，转小火煮至粥呈浓稠状，加入白糖拌匀，撒上金樱子叶即可。

养生功效
　　金樱子有固精、缩尿、止带的功效；糯米含有蛋白质、脂肪、糖类、钙、磷、铁、维生素 B_1、维生素 B_2、烟酸等，具有补中益气、健脾养胃的功效。两者合煮成粥，适用于脾胃虚弱所致慢性腹泻、遗尿、小便频数等症。

补骨脂红枣粥

材料
糯米 100 克，补骨脂 20 克，红枣 6 颗

做法
❶ 红枣洗净去核；补骨脂洗净沥干；糯米淘洗干净。
❷ 补骨脂放入砂锅中，加适量水，大火煮开后转小火煎15分钟，滤去渣，留取汁液，备用。
❸ 糯米入锅，加入补骨脂药汁、红枣，煮成粥即可。

养生功效
　　补骨脂味苦、辛，性温，归肾、脾经，具有补肾壮阳、固精缩尿的功效；红枣具有补血健脾的功效。两者合煮成粥可辅助治疗肾虚阳痿、腰膝酸软、肾虚遗精、遗尿、尿频等症。

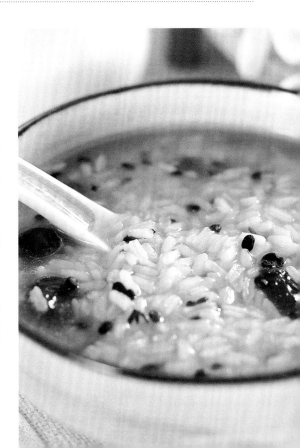

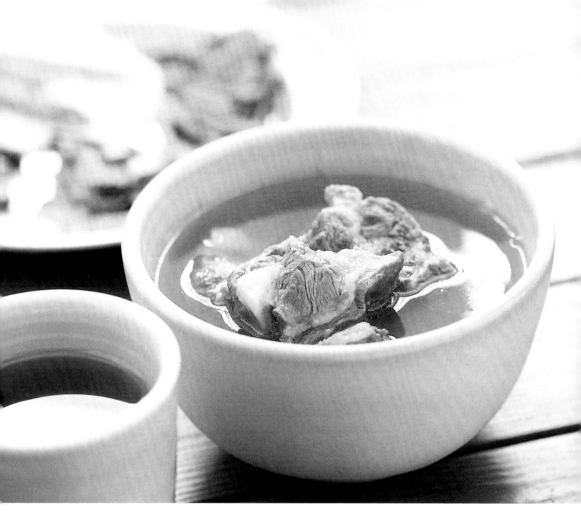

羌活川芎排骨汤

材料

猪排骨 250 克，羌活、独活、川芎、鸡血藤各 10 克，党参、茯苓、枳壳各 8 克，姜片 5 克，盐 4 克

做法

❶ 将羌活、独活、川芎、鸡血藤、党参、茯苓、枳壳均洗净，煎取药汁，去渣备用。

❷ 猪排骨斩块，氽烫，捞起冲净，放入炖锅中，加入熬好的药汁和姜片，再加水至盖过材料，以大火煮开。

❸ 转小火炖约30分钟，加盐调味即可。

养生功效

羌活具有散寒解表、祛风胜湿、止痛的功效，可用于治疗风湿痹痛，凡有关节风湿者都可应用；独活能祛风胜湿、散寒止痛，能治风寒湿痹、腰膝酸痛、手脚挛痛；鸡血藤味苦、微甘，性温，具有活血舒筋、降低血压的功效；川芎能行气开郁、祛风燥湿、活血止痛；枳壳性微寒，具有消除积食、化痰破气的功效。因此，本品有散寒除湿、行气活血、通经活络等功效，适合颈椎病、腰椎间盘突出症、腰肌劳损等患者食用。

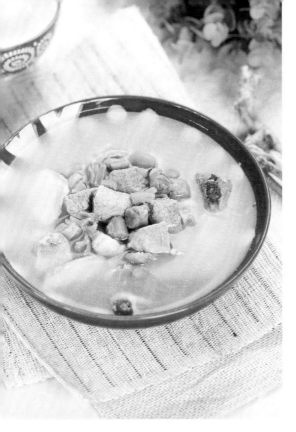

干贝瘦肉汤

材料

猪瘦肉 500 克，干贝 30 克，山药、姜各适量，盐 4 克

做法

❶ 猪瘦肉洗净，切块；干贝洗净，切丁；山药、姜洗净，去皮，切片。

❷ 将猪瘦肉放入沸水中氽去血水。

❸ 锅中注水，放入猪瘦肉、干贝、山药、姜片，慢炖 2 个小时，加入盐调味即可。

养生功效

　　干贝富含蛋白质、碳水化合物及多种营养物质，味道鲜美，且与新鲜扇贝相比，腥味大大减弱。此品有滋阴补肾的功效，适宜肾阴虚之心烦口渴、失眠、多梦、夜尿多等患者食用。

覆盆子猪小肠汤

材料

猪小肠 150 克，银杏、覆盆子各适量，盐适量，姜片、葱各 5 克

做法

❶ 猪小肠洗净切段，加盐涂擦后用清水冲洗干净；银杏洗净去壳；覆盆子洗净；葱洗净切段。

❷ 将猪小肠、银杏、覆盆子、姜片放入瓦锅内，注入清水，大火煮开，改小火煮 2 个小时，加盐调味，起锅后撒上葱段即可。

养生功效

　　此品有固精缩尿、固肾涩精的功效，适用于肾虚所致的遗尿、小便余沥、遗精、早泄、前列腺增生等症。

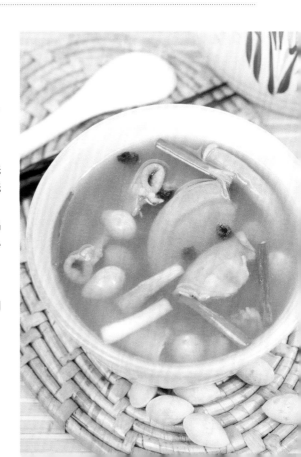

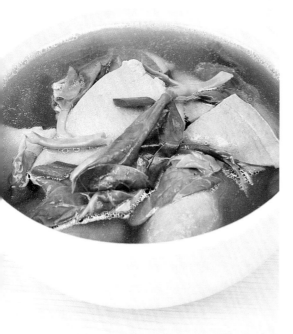

韭菜子猪腰汤

材料

猪腰 300 克，韭菜子 100 克，青菜叶 15 克，姜片、盐、红椒片、白醋各适量，食用油 15 毫升

做法

❶ 猪腰洗净切片焯水；韭菜子洗净，加水煎汁；青菜叶择洗干净备用。

❷ 锅上火倒入油，将姜片、红椒片炝香，倒入水，加盐、白醋、韭菜子汁，放入猪腰、青菜叶，小火煮至熟即可。

养生功效

韭菜子有温补肾阳、温经壮阳的功效；猪腰具有补肾、强腰、益气的功效。两者配伍食用，适宜肾虚引起的腰酸膝痛、遗精、自汗者食用，并可辅助治疗阳痿、遗精、遗尿、小便频数等症。

覆盆子粥

材料

大米 100 克，覆盆子、葱花、红枣各适量，盐 2 克

做法

❶ 大米洗净，泡发30分钟后捞出沥干；覆盆子洗净，备用；红枣洗净泡发，切碎。

❷ 锅置火上，倒入清水，放入大米、覆盆子，以大火煮至米粒开花，放入红枣转小火煮至粥呈浓稠状，加入盐拌匀，撒上葱花即可。

养生功效

覆盆子有补肝益肾、固精缩尿、明目的功效；大米能够补益脾胃、滋养身体。此粥具有固肾涩精的功效，适宜尿频、遗精、遗尿等患者食用。

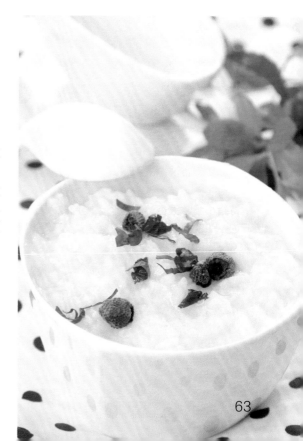

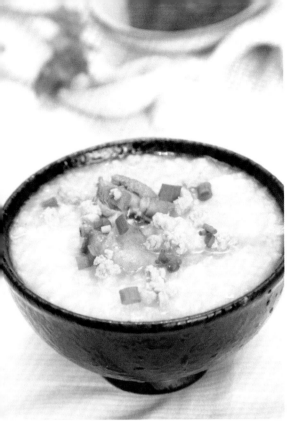

鸽子瘦肉粥

材料

鸽子1只，猪瘦肉100克，大米80克，料酒5毫升，生抽3毫升，姜末2克，盐3克，味精3克，香油、葱花各适量

做法

❶ 猪瘦肉洗净，剁成末；大米淘净，泡发；鸽子去毛、内脏，处理干净后切块，用料酒、生抽腌渍。

❷ 锅中注水，下入大米以大火煮沸，下入猪瘦肉、姜末，中火熬煮至米粒软散。

❸ 下入鸽肉，待粥熬出香味，加盐、味精调味，淋入香油，撒上葱花即可。

养生功效

　　鸽子肉具有滋肾、益气、清热解毒、生津止渴的功效，对肾阴虚引起的不射精症有很好的食疗功效。

女贞子鸭汤

材料

鸭肉500克，枸杞子15克，熟地黄20克，山药20克，女贞子30克，牡丹皮10克，泽泻10克，盐适量

做法

❶ 将鸭宰杀，去毛及内脏，洗净切块。

❷ 将枸杞子、熟地黄、山药、女贞子、牡丹皮、泽泻洗净，与鸭肉同放入锅中，加适量清水，煎煮至鸭肉熟烂。

❸ 加盐调味即可。

养生功效

　　牡丹皮具有抗炎、抑菌、清热凉血的作用；女贞子具有补益肝肾、滋阴的功效；熟地黄可滋阴补血、益精填髓。此品对男性不育症有很好的食疗作用。

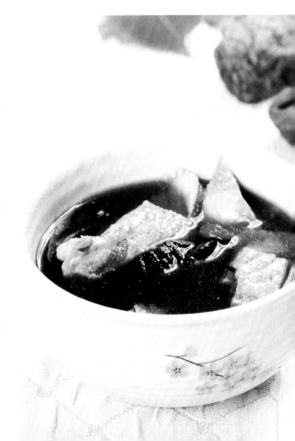

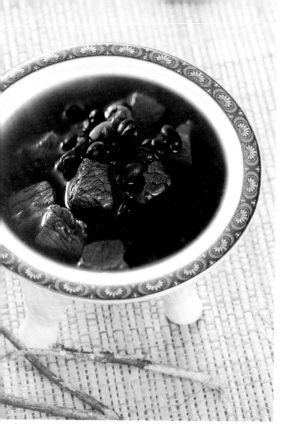

黑豆牛肉汤

材料

牛肉 500 克，黑豆 200 克，姜、盐各适量

做法

❶ 黑豆淘净，沥干；姜洗净，切片。

❷ 牛肉洗净，切成方块，放入沸水中氽烫，捞起冲净。

❸ 黑豆、牛肉、姜片放入煮锅，加适量水以大火煮开，转小火慢炖50分钟，加入盐调味即可。

养生功效

　　黑豆具有祛风除湿、调中下气、活血、解毒、利尿、明目、补肾、强筋健骨的功效；牛肉滋补效果佳，并可增强记忆力、强筋壮骨，可缓解头痛、记忆力减退，并能抗疲劳。二者合用，对倦怠疲劳有一定的改善作用。

松子仁核桃粥

材料

大米 80 克，松子仁 20 克，核桃仁 30 克，盐 2 克

做法

❶ 大米泡发洗净；松子仁、核桃仁均洗净。

❷ 锅置火上，倒入清水，放入大米煮至米粒开花。

❸ 加入松子仁、核桃仁同煮至粥呈浓稠状，加入盐拌匀即可。

养生功效

　　松子仁可补益肾气、润肠通便；核桃仁具有润肠通便、补肾温肺的功效；大米更是调理脾胃的佳品。三者结合可滋阴润燥、延年益寿，适宜头晕眼花、须发早白、耳鸣咽干、腰膝酸软、病后体虚、便秘、自汗、心悸患者食用。

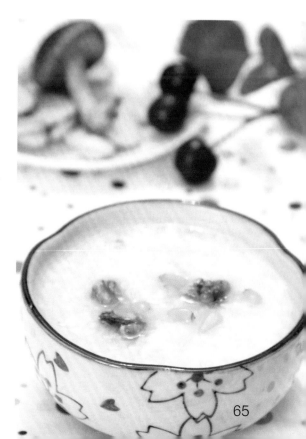

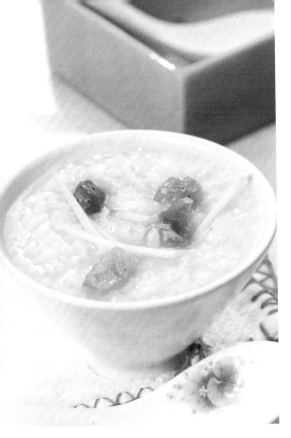

桂圆益智仁糯米粥

材料

糯米100克，桂圆肉20克，益智仁15克，白糖、姜丝各5克

做法

❶ 糯米淘洗干净，放入清水中浸泡；桂圆肉、益智仁洗净备用。

❷ 锅置火上，放入糯米，加适量清水煮至粥将成。

❸ 放入桂圆、益智仁、姜丝，煮至米烂后放入白糖调匀即可。

养生功效

桂圆能补益心脾、补气安神，治虚劳羸弱；益智仁能温脾暖肾、固肾涩精，治腰腹冷痛、中寒吐泻、遗精、小便余沥、夜尿频多；糯米能温补脾胃。因此，此粥能补益心脾、益气养血、固肾止遗，对小便频繁、遗精有很好的食疗作用。

威灵仙牛膝茶

材料

黑芝麻200克，威灵仙、牛膝各10克，绿茶、白糖各适量

做法

❶ 将威灵仙和牛膝洗净，拍碎，备用。

❷ 往杯中放入绿茶，倒入开水，再将黑芝麻、威灵仙和牛膝一起放进茶水里，加盖闷15分钟左右。

❸ 去渣留汁，加入白糖调味即可。

养生功效

牛膝可补肝肾、强腰膝，治疗腰膝酸痛、肝肾亏虚、跌打淤痛效果较好；威灵仙可祛风除湿、通络止痛。此茶具有祛风湿、通经络的功效，适宜风湿痹痛、腰膝酸软等患者饮用。

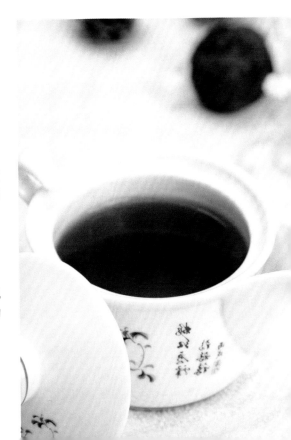

PART 2

健脾益胃篇

　　人体的气血是由脾胃将食物消化吸收后转化而来的，故脾胃乃"后天之本"。然而由于人们生活节奏快、工作压力大，常常导致日常饮食、作息不规律。饮酒过度、不吃早饭、过食肥腻、偏好速成食品等不良饮食习惯，使得很多人经常肠胃不适，甚至引发严重的消化系统疾病。本章所选食谱，以多种食物与药材相搭配，目的是帮助人们调理脾胃，远离疾病。

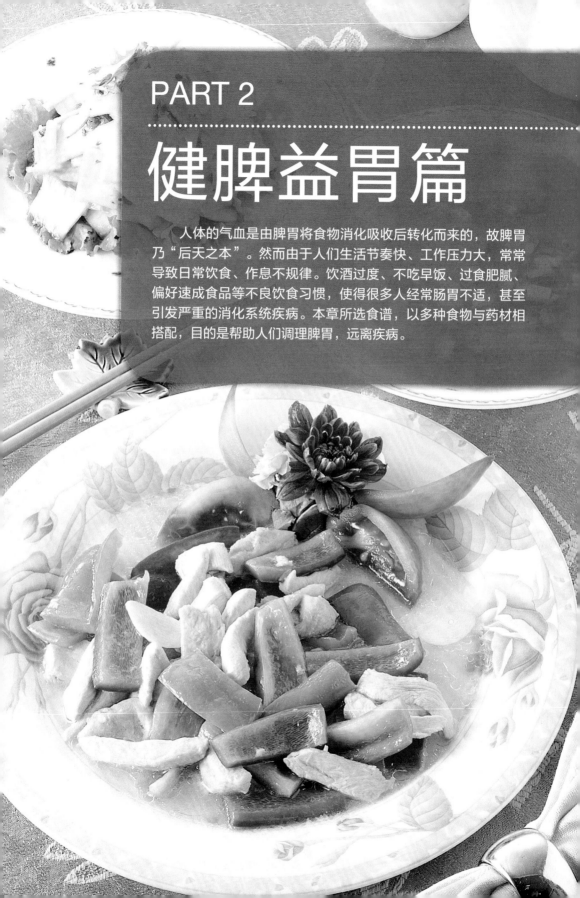

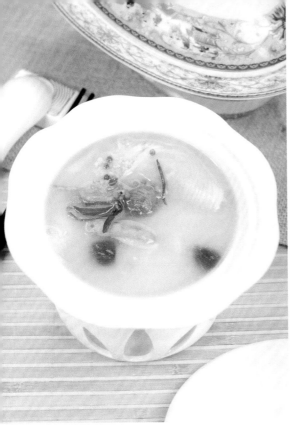

胡椒猪肚汤

材料

猪肚 1 个，蜜枣 5 颗，胡椒 15 克，盐、淀粉、枸杞子各适量

做法

❶ 猪肚加盐、淀粉搓洗，用清水漂洗干净。

❷ 将洗净的猪肚入沸水中汆烫，刮去白膜后捞出，将胡椒放入猪肚中，以线缝合。

❸ 将猪肚放入砂锅中，加入蜜枣、枸杞子，再加入适量清水，大火煮沸后改小火煮2个小时，取出猪肚拆去线，加盐调味即可。

养生功效

胡椒可暖胃健脾；猪肚能健脾益气、开胃消食，两者合用，可增强食欲。蜜枣有健脾、益胃、补血、消食的作用，是老少皆宜的理想保健食品，但蜜枣含糖量较高，不宜过多食用。

西红柿蘑菇排骨汤

材料

猪排骨 600 克，鲜蘑菇、西红柿各 120 克，料酒 12 毫升，盐、味精各适量

做法

❶ 排骨洗净，剁成块，加适量料酒、盐，腌渍15分钟；蘑菇洗净，切片；西红柿洗净，切片，备用。

❷ 锅中加适量水，用大火加热，水煮沸后放入排骨，去浮沫，加料酒，待汤煮开后，改用小火煮30分钟。

❸ 加入蘑菇片再煮至排骨熟烂，加入西红柿片和盐，煮开后再加入味精即可。

养生功效

此汤具有健脾和胃、益气生津的功效，还富含钙质，对青少年的骨骼生长大有益处，同时还能增强人体免疫力。

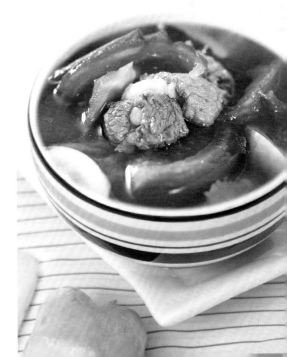

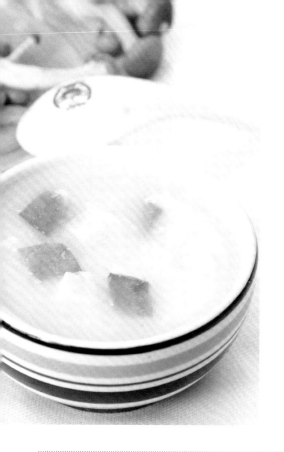

山药益智仁扁豆粥

材料

大米 100 克，鲜山药 30 克，扁豆 15 克，益智仁 10 克，冰糖 10 克

做法

❶ 大米、益智仁洗净泡发；扁豆洗净，切段；山药去皮，洗净切块。

❷ 锅置火上，注水后放入大米、山药、益智仁，用大火煮至米粒开花。

❸ 再放入扁豆，改用小火煮至粥成，放入冰糖煮至溶化后即可食用。

养生功效

　　山药能补脾养胃、生津益肺、补肾涩精；大米能调理脾胃。二者合用，能补气、健脾、祛湿、养心安眠，可改善食欲不振、消化不良等症状。

山药白术羊肚汤

材料

羊肚 250 克，山药、白术各 10 克，红枣、枸杞子各 15 克，盐、鸡精各适量

做法

❶ 羊肚洗净，切块，汆烫；山药洗净；白术洗净，切段；红枣、枸杞子洗净，红枣去核，枸杞子泡发。

❷ 锅中加水煮开，放入羊肚、红枣、枸杞子、山药、白术，加盖炖2个小时，

❸ 加入盐和鸡精即可。

养生功效

　　山药能补脾止泻、生津益肺、补肾涩精；红枣能补气养血；羊肚性温味甘，适宜脾胃虚弱、反胃、尿频者食用。此汤具有补气健脾、益气安神、滋补身体的功效。

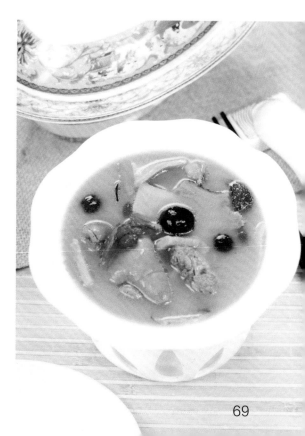

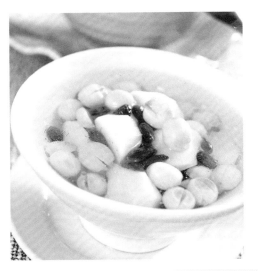

枸杞子莲子山药汤

材料

鲜山药 200 克，莲子 20 颗，枸杞子 20 克，银耳 6 朵，冰糖少许

做法

❶ 鲜山药去皮，切块；莲子、枸杞子洗净；银耳洗净、泡发。

❷ 将山药、枸杞子、莲子、银耳、冰糖一同放入瓦罐中，加入适量水。

❸ 大火煮开，转小火慢炖2个小时，待汤液黏稠时即可起锅。

党参麦门冬瘦肉汤

材料

猪瘦肉 300 克，党参 15 克，麦门冬 10 克，鲜山药适量，盐、鸡精各 3 克，姜片适量

做法

❶ 猪瘦肉洗净，切块，氽烫；党参、麦门冬均洗净；山药去皮，切片。

❷ 锅中注水煮沸，入猪瘦肉、党参、麦门冬、山药、姜片，大火煮至山药变软，转小火炖熟，加盐、鸡精调味即可。

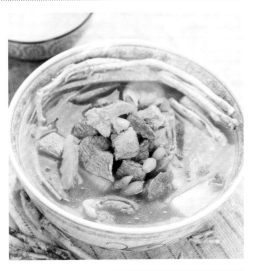

冬瓜竹笋汤

材料

冬瓜 200 克，竹笋 100 克，素肉 30 克，香油 4 毫升，盐适量

做法

❶ 素肉放入清水中浸泡至软化，取出挤干水分，切成块。

❷ 冬瓜洗净，切片；竹笋洗净，切块。

❸ 置锅于火上，加入清水，以大火煮沸，下入素肉、冬瓜、竹笋以小火煮沸，加入香油、盐，待熟后关火。

山药薏苡仁鸡汤

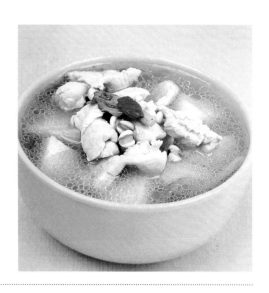

材料
鸡肉 200 克，鲜山药 50 克，薏苡仁 20 克，盐 5 克，枸杞子、青菜各适量

做法
❶ 将鸡肉洗净，斩块，汆烫；山药去皮，洗净，切成块；薏苡仁淘洗净，泡至回软；枸杞子、青菜均洗净，备用。

❷ 汤锅置火上，倒入水，下入鸡块、山药、薏苡仁、枸杞子煮至熟，下入青菜，加盐调味即可。

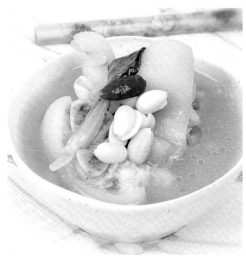

黄豆猪蹄汤

材料
猪蹄半只，黄豆 45 克，枸杞子、青菜、盐各适量

做法
❶ 将猪蹄洗净，剁块，放入沸水中汆烫；黄豆用温水浸泡40分钟备用；枸杞子洗净泡发；青菜洗净备用。

❷ 净锅上火倒入适量水，调入盐，下入猪蹄、黄豆、枸杞子煮1个小时至熟，加入青菜即可。

花生香菇鸡爪汤

材料
鸡爪 250 克，花生仁 45 克，香菇 4 朵，葱 4 克，高汤适量，盐 4 克，枸杞子少许

做法
❶ 将鸡爪洗净，去指甲；花生仁洗净浸泡；香菇洗净切片备用；葱洗净切花。

❷ 净锅置火上，倒入高汤，下入鸡爪、花生仁、枸杞子、香菇煮至熟。

❸ 加入盐，撒上葱花即可。

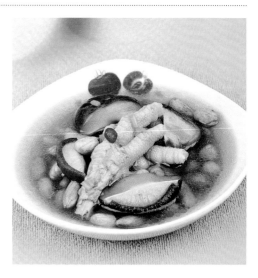

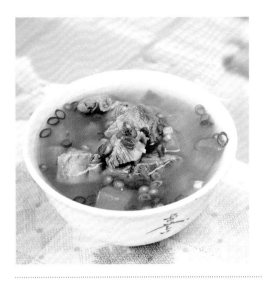

胡萝卜牛肉汤

材料

酱牛肉 250 克，胡萝卜 100 克，高汤适量，盐 2 克，葱花适量

做法

❶ 将酱牛肉切块；胡萝卜去皮，洗净，切块备用。

❷ 净锅置火上，倒入高汤，待高汤煮开后，下入酱牛肉、胡萝卜煮至熟。

❸ 加盐调味，撒入葱花即可食用。

金针菇羊肉汤

材料

羊肉 300 克，金针菇 100 克，白萝卜 50 克，香菜、姜片、盐、料酒各适量

做法

❶ 羊肉洗净，切成薄片，入沸水汆烫；金针菇、白萝卜洗净，白萝卜切成薄片；香菜洗净，切段。

❷ 另起锅，煮沸水，放入除盐、香菜以外的所有材料，煮至熟。

❸ 撇去浮沫，加入盐，撒上香菜即可。

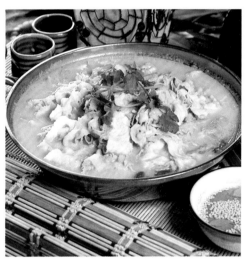

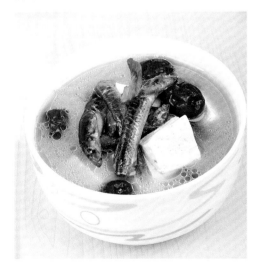

豆腐红枣泥鳅汤

材料

泥鳅 300 克，豆腐 200 克，红枣 50 克，盐少许，味精 3 克，青菜、高汤各适量

做法

❶ 将泥鳅洗净，切段备用；豆腐洗净切小块；红枣洗净，去核。

❷ 锅置火上，倒入高汤，加入泥鳅、青菜、豆腐、红枣煮至熟。

❸ 加入盐、味精即可。

山药猪胰汤

材料

猪胰 200 克，鲜山药 100 克，姜片、葱段各 10 克，红枣 10 颗，盐、味精各 2 克

做法

❶ 猪胰洗净切块；山药洗净，去皮切块；红枣洗净去核。

❷ 锅中注入适量水煮开，放入猪胰稍煮，捞起沥水。

❸ 将除盐、味精以外的材料放入瓦锅内，加水煮2个小时，加入盐、味精即可。

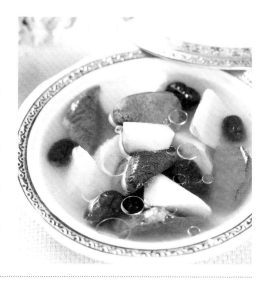

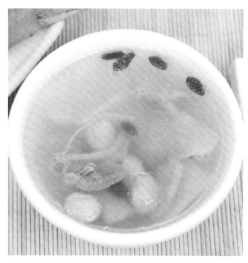

山药桂圆老鸭汤

材料

老鸭肉 300 克，山药 20 克，枸杞子、鲜桂圆肉各 15 克，盐、鸡精各 2 克

做法

❶ 老鸭肉洗净，切块，汆烫；山药洗净，去皮，切片；枸杞子洗净，浸泡。

❷ 锅中注水，煮沸后放入老鸭肉、山药、鲜桂圆肉、枸杞子，小火炖2个小时。

❸ 最后加入盐、鸡精，待汤变浓后，起锅即可食用。

西红柿土豆猪骨汤

材料

猪骨 300 克，西红柿、土豆各 35 克，盐、青菜各适量

做法

❶ 将猪骨洗净，剁块，放入沸水中汆烫，捞起备用；西红柿、土豆洗净后去皮，切小块；青菜洗净备用。

❷ 净锅置火上，倒入适量的清水，加入盐，下入猪骨、西红柿、土豆，煮45分钟至熟，出锅前下入青菜即可。

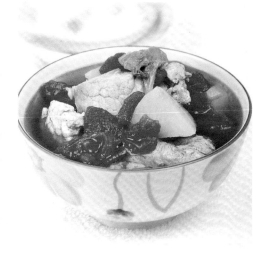

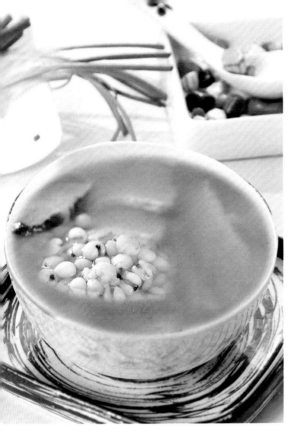

泽泻白术瘦肉汤

材料
猪瘦肉 60 克，泽泻、白术各 15 克，盐 3 克，味精 2 克，薏苡仁适量

做法
1. 猪瘦肉洗净，切块；泽泻、白术洗净；薏苡仁洗净泡发。
2. 把猪瘦肉、泽泻、白术、薏苡仁一起放入锅内，加适量清水，大火煮沸后转小火煮 1~2 个小时。
3. 拣去泽泻，加入盐和味精即可。

养生功效
泽泻具有利水、渗湿、泄热的功效；白术具有健脾除湿的作用；猪肉能补气健脾、强壮身体。三者同用，对脾虚水肿、小便不利等症状有很好的辅助治疗作用。

腰果糯米甜粥

材料
糯米 80 克，腰果 20 克，白糖 3 克，葱 8 克

做法
1. 糯米泡发洗净；腰果洗净沥干；葱洗净，切花。
2. 锅置火上，倒入清水，放入糯米煮至米粒开花。
3. 加入腰果同煮至粥呈浓稠状，加入白糖拌匀，撒上葱花即可。

养生功效
腰果含有丰富的锌，能补脑益智、补肾健脾，对前列腺增生有很好的食疗作用；经常食用腰果可提高机体抗病能力，增进食欲。糯米营养丰富，为温补强壮的佳品，对食欲不佳、腹胀腹泻有一定的缓解作用。

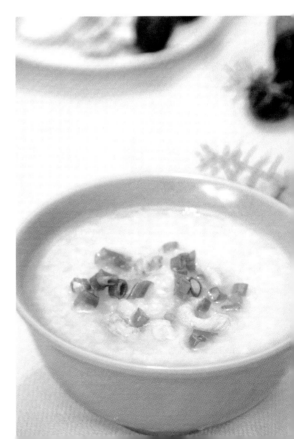

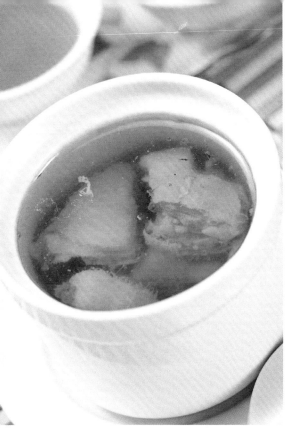

莲子土鸡汤

材料

土鸡肉 300 克，莲子 30 克，姜 1 片，盐、鸡精各适量

做法

❶ 先将土鸡肉剁成块，洗净，入沸水中汆烫去血水；莲子洗净，泡发。

❷ 将鸡肉、莲子、姜片一起放入炖盅内，加适量开水，放入锅内，炖2个小时。

❸ 最后加入盐、鸡精即可食用。

养生功效

　　鸡肉有温中益气、补精填髓、益五脏、补虚损、健脾胃、强筋骨的功效；莲子能固精、补脾止泻、益肾养心。因此，本品能补虚损、健脾胃，对单纯性消瘦患者有很好的补益效果。

肉桂炖猪肚

材料

猪肚 150 克，猪瘦肉 50 克，姜 15 克，薏苡仁 25 克，肉桂 5 克，盐 3 克

做法

❶ 猪肚里外反复洗净，汆烫后切成长条；猪瘦肉洗净后切成块；

❷ 姜去皮，洗净，用刀拍烂；肉桂浸透洗净，刮去粗皮；薏苡仁淘洗干净。

❸ 将以上用料放入炖盅，加适量清水，隔水炖2个小时，加入盐即可。

养生功效

　　肉桂能补元阳、暖脾胃、除积冷、通血脉；姜能发汗解表；猪肚能补虚损、健脾胃。三者共用，能促进血液循环、增强胃功能，还能散寒除湿，有效预防脾胃虚寒、虚寒腹痛等症。

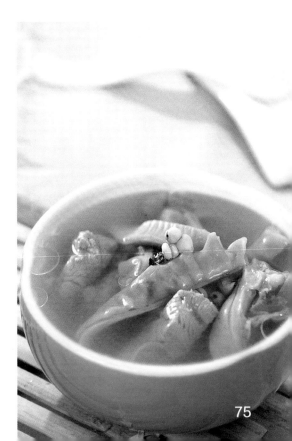

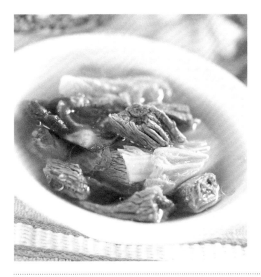

西红柿白菜牛肉汤

材料

牛肉 200 克，西红柿、白菜各 150 克，料酒 5 毫升，盐 5 克

做法

❶ 牛肉洗净，切块；西红柿、白菜均洗净，切成大小适当的块。

❷ 牛肉下锅，加适量水，煮开，撇去浮沫，加料酒。

❸ 炖至八九成熟时，将西红柿、白菜放入一起煮，最后加盐调味，稍煮即可。

香菇豆腐汤

材料

鲜香菇 100 克，豆腐 90 克，水发竹笋 20 克，清汤适量，盐 5 克，葱花、红椒丁各适量

做法

❶ 将鲜香菇洗净，切片；豆腐洗净，切片；水发竹笋洗净后，切片备用。

❷ 净锅置火上，倒入清汤，加入盐，下入香菇、豆腐、水发竹笋煮至熟，撒入葱花、红椒丁即可。

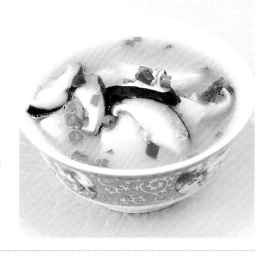

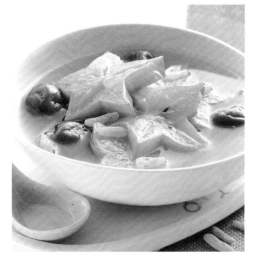

紫苏梅杨桃甜汤

材料

杨桃 1 个，麦门冬、天门冬各 10 克，梅子、紫苏梅汁、冰糖各适量

做法

❶ 将麦门冬、天门冬放入棉布袋，扎紧袋口；杨桃表皮以少量的盐搓洗，切除头尾，再切成片状。

❷ 将药袋、杨桃、适量水、梅子放入锅中，以小火煮沸，加入冰糖搅拌至溶化。

❸ 取出药袋，加入紫苏梅汁拌匀即可。

人参五味子乌鸡汤

材料

乌鸡腿 2 只，人参片 15 克，五味子 10 克，
麦门冬 20 克，盐适量

做法

❶ 将乌鸡腿洗净剁块，氽去血水；人参片、
麦门冬、五味子均洗净。

❷ 乌鸡腿及人参片、麦门冬、五味子放入煮
锅中，加水至盖过所有的材料。

❸ 以大火煮沸，然后转小火续煮 30 分钟左
右，快熟时加盐调味即成。

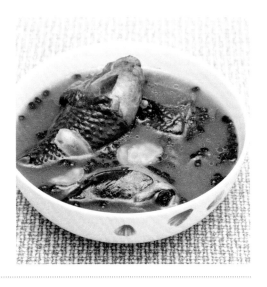

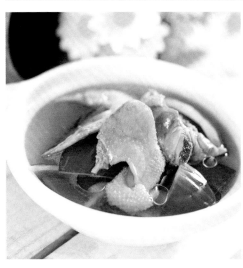

洋葱乳鸽汤

材料

乳鸽肉 500 克，洋葱 250 克，海金沙、鸡内
金各 10 克，姜片 5 克，食用油、高汤、胡椒粉、
盐各适量

做法

❶ 将乳鸽肉洗净斩块；洋葱洗净切块；海金
沙、鸡内金洗净。

❷ 锅加食用油烧热，下洋葱、乳鸽、海金
沙、鸡内金、姜片爆炒。

❸ 加高汤煮至熟，加胡椒粉、盐调味即可。

党参黄芪牛肉汤

材料

牛肉 250 克，党参、黄芪各 20 克，姜片、黄
酒各适量，盐 3 克，香油、葱各适量

做法

❶ 牛肉洗净，切块；黄芪、党参洗净；葱洗
净，切段。

❷ 将药材与牛肉放于砂锅中，注入 1000 毫升
清水，大火煮开后，加入姜片、葱段、黄
酒，转小火慢煮。

❸ 待牛肉熟烂，加盐调味，淋上香油即可。

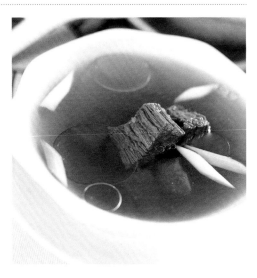

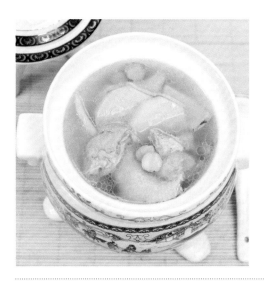

节瓜山药老鸭汤

材料

老鸭肉 400 克，节瓜 150 克，鲜山药、莲子各适量，盐、鸡精各 2 克

做法

❶ 老鸭肉洗净，切块，氽烫；山药、节瓜洗净，去皮切片；莲子洗净，去心。

❷ 汤锅中放入老鸭肉、山药、节瓜、莲子，加入适量水。

❸ 大火煮沸后转小火炖2.5个小时，加入盐、鸡精即可。

砂仁黄芪猪肚汤

材料

猪肚 250 克，黄芪 25 克，砂仁 10 克，银耳 10 克，盐适量

做法

❶ 银耳以冷水泡发，去蒂，撕小块；猪肚洗净备用；黄芪、砂仁洗净备用。

❷ 猪肚洗净，氽烫，切片。

❸ 将猪肚、银耳、黄芪、砂仁放入瓦锅内，大火煮沸后再以小火煮2个小时，最后加盐调味即可。

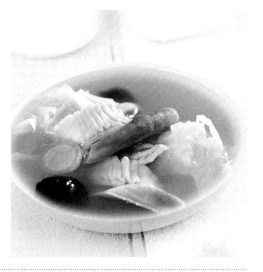

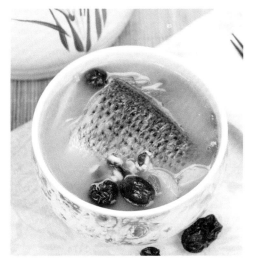

山药芡实生鱼汤

材料

生鱼1条，芡实 20 克，红枣 3 颗，鲜山药、枸杞子各适量，盐、胡椒粉各少许，姜2片

做法

❶ 生鱼去鳞和内脏，洗净，切段后氽烫；山药洗净，去皮，切片。

❷ 枸杞子、芡实、红枣均洗净浸软。

❸ 锅中倒入适量水，下入生鱼、姜片煮开，加芡实、红枣、山药、枸杞子煮至熟，加入盐、胡椒粉调味即可。

板栗玉米排骨汤

材料

猪排骨 350 克，玉米 200 克，板栗 50 克，盐 3 克，葱花、姜末、枸杞子各 5 克，高汤、食用油各适量

做法

❶ 将猪排骨洗净，剁块，氽烫。

❷ 玉米洗净，切块；板栗剥壳去皮。

❸ 净锅置火上，倒入食用油，将葱花、姜末爆香，下入高汤、枸杞子、板栗、玉米、猪排骨，加入盐，煮至熟即可。

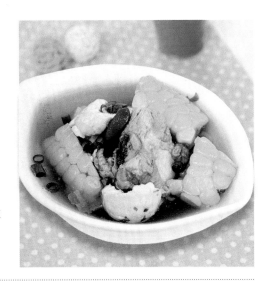

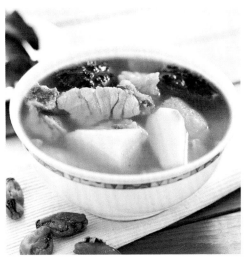

白芍蒺藜排骨汤

材料

排骨 500 克，鲜山药 250 克，白芍 10 克，白蒺藜 5 克，香菇 3 朵，竹荪 15 克，盐适量

做法

❶ 排骨洗净剁块，氽烫；山药去皮、香菇洗净，均切块；白芍、白蒺藜洗净。

❷ 竹荪泡发，去伞帽、杂质，切段；排骨放入锅中，放入药材，加水煮30分钟。

❸ 加入山药、香菇、竹荪续煮10分钟，加盐调味即可。

玉竹枸杞子银耳汤

材料

银耳 30 克，枸杞子 20 克，玉竹 10 克，白糖适量

做法

❶ 将玉竹洗净备用；枸杞子洗净，泡发；银耳洗净、泡发，撕成小片。

❷ 锅中注入适量沸水，将玉竹、银耳、枸杞子一同放入锅中。

❸ 煮10分钟，加入白糖拌匀即可食用。

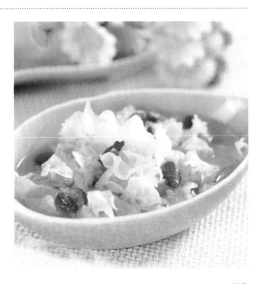

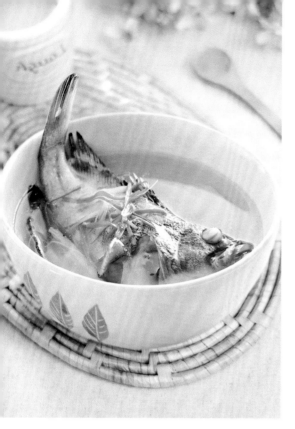

黄芪山药鲫鱼汤

材料

鲫鱼 1 条，山药 20 克，黄芪 15 克，姜、葱、盐各适量

做法

❶ 将鲫鱼去鳞、内脏，洗净，在鱼两侧各划一刀备用；姜洗净，切丝；葱洗净，切成葱丝；黄芪、山药洗净备用。

❷ 将黄芪、山药放入锅中，加适量水煮沸，然后转小火熬煮约15分钟后转中火，放入鲫鱼煮约10分钟。

❸ 鱼熟后，放姜丝、葱丝，加盐调味即可。

养生功效

　　鲫鱼可以益气健脾；黄芪可益气健脾；山药可补益肺气。三者搭配同食，可提高机体免疫力，增强患者体质，对体虚反复感冒者有一定的食疗效果。

香菇瘦肉鸡汤

材料

老母鸡肉 400 克，猪瘦肉 200 克，香菇 50 克，食用油 30 毫升，盐 5 克，香菜、葱花、姜片、大蒜各 5 克，高汤、枸杞子各适量

做法

❶ 将老母鸡肉洗净，斩块氽烫。

❷ 猪瘦肉洗净切块氽烫；香菇洗净，切块。

❸ 锅置火上，倒入食用油，将葱花、姜片、大蒜炝香，下入高汤、老母鸡肉、猪瘦肉、香菇、枸杞子小火煮至熟，加盐调味，撒入香菜即可。

养生功效

　　此品有温中益气、补虚健脾的功效，适宜虚劳瘦弱、营养不良、气血不足、面色萎黄、体质虚弱者食用。

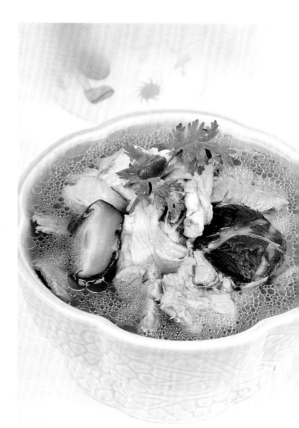

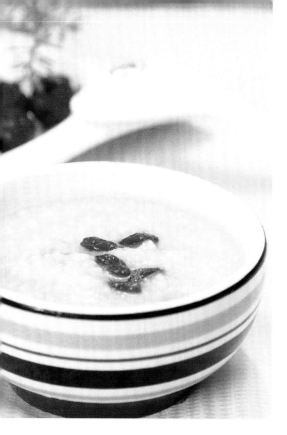

南瓜子小米粥

材料

小米 100 克，南瓜子适量，枸杞子 10 克，盐 2 克

做法

❶ 小米泡发，洗净；南瓜子洗净；枸杞子洗净，泡发。

❷ 锅置火上，加入适量清水，放入小米，以大火煮开，再倒入南瓜子、枸杞子。

❸ 不停地搅动，以小火煮至粥呈浓稠状，调入盐拌匀即可。

养生功效

　　南瓜子味甘性平，含有维生素 A、胡萝卜素，炒食味道清香，可健脾益胃，适宜糖尿病、高血压、百日咳、痔疮患者，以及蛔虫病、肾结石、前列腺炎患者食用。

葡萄当归猪血汤

材料

党参、阿胶、当归各 10 克，葡萄、猪血各适量，料酒、葱花、姜末、盐、味精各适量

做法

❶ 葡萄清洗干净，去皮；当归、党参洗净入棉布袋。

❷ 猪血块洗净，入沸水锅中汆透取出切块，与药袋同入砂锅，加水以大火煮沸，烹入料酒，改小火煨煮30分钟，取出药袋，加葡萄，继续煨煮。

❸ 放入阿胶烊化，加葱花、姜末、盐、味精调味即成。

养生功效

　　当归可补血活血；猪血含铁量较高，且容易被人体吸收，可预防缺铁性贫血。此品有补气益脾、养血补血的功效。

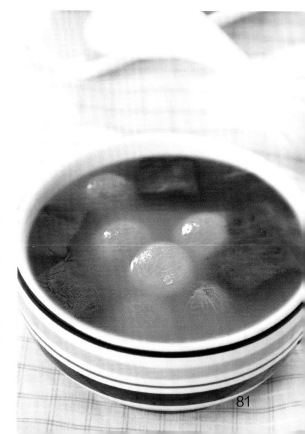

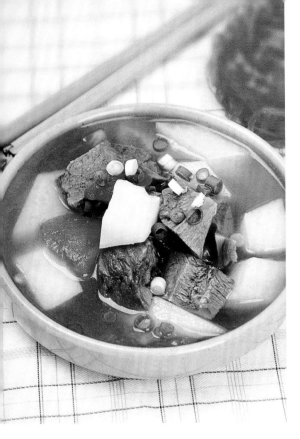

西红柿牛肉汤

材料
酱牛肉 200 克，西红柿 150 克，土豆 100 克，高汤适量，盐少许，葱 5 克

做法
❶ 将酱牛肉、西红柿洗净，切块；土豆去皮，切块备用；葱洗净切花。

❷ 净锅上火，倒入高汤，下入酱牛肉、西红柿、土豆，加入适量盐。

❸ 煲至熟，撒入葱花即可。

养生功效
　　西红柿所含的番茄红素具有独特的抗氧化能力，能清除自由基，保护细胞，对前列腺癌有很好的预防作用。此汤可补脾健胃、益气补虚，适宜高血压、冠心病、血管硬化、糖尿病患者及身体虚弱者食用。

腐竹猪肚汤

材料
熟猪肚 100 克，水发腐竹 50 克，食用油 20 毫升，香油 4 毫升，红椒末、葱末、姜末各 5 克，盐 3 克

做法
❶ 将熟猪肚切成丝；水发腐竹洗净泡发，切成丝备用。

❷ 净锅上火倒入食用油，将姜末炝香，下入猪肚、水发腐竹煸炒，倒入水，加入盐烧沸，淋入香油，撒上红椒末、葱末即可。

养生功效
　　腐竹含有多种矿物质，浓缩了黄豆中的精华，经常食用腐竹，可以预防因缺钙导致的骨质疏松症。此品可补脾健胃、健脑降脂，适宜中气不足、遗精、小便频多、食欲不振、泄泻下痢等患者食用。

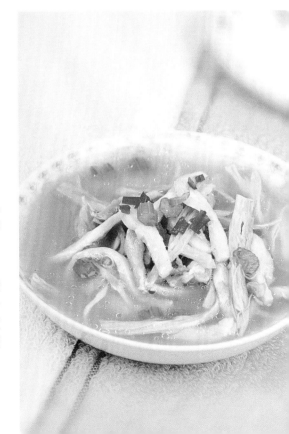

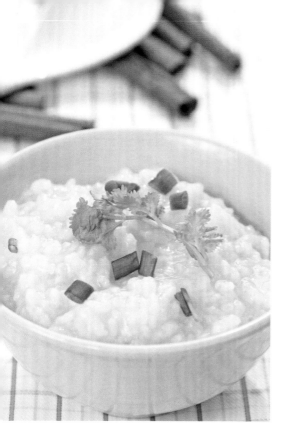

肉桂粥

材料

大米 100 克，白糖 3 克，肉桂、葱花、香菜各适量

做法

❶ 大米泡发30分钟后捞出沥干水分，备用；肉桂洗净，加水煮好，取汁待用。

❷ 锅置火上，加入适量清水，放入大米，以大火煮开，再倒入肉桂汁。

❸ 以小火煮至浓稠状，加入白糖拌匀，再撒上葱花、香菜即可。

养生功效

　肉桂能补元阳、暖脾胃、除积冷、通血脉，治肢冷脉微、腰膝冷痛、虚阳浮越、上热下寒等症。此品有温补元阳、温补脾胃的功效，适宜畏寒怕冷、手脚发凉、胃寒冷痛、肾虚作喘者食用。

人参红枣粥

材料

大米 50 克，人参、红枣各 10 克，白糖适量

做法

❶ 将人参洗净；大米洗净，泡软；红枣洗净，泡发。

❷ 砂锅中放入人参，倒入清水煮沸，转小火煎煮，滤出残渣，保留人参的汤汁备用。

❸ 加大米和红枣，续煮至大米熟透即可熄火，起锅前，加入适量白糖搅匀即可。

养生功效

　人参含人参皂苷、挥发性成分、葡萄糖等，能大补元气、复脉固脱、补脾益肺、生津安神、补血益气；红枣富含红枣皂苷、胡萝卜素、维生素 C，能补脾和胃、益气生津。这款粥非常适合老年人食用。

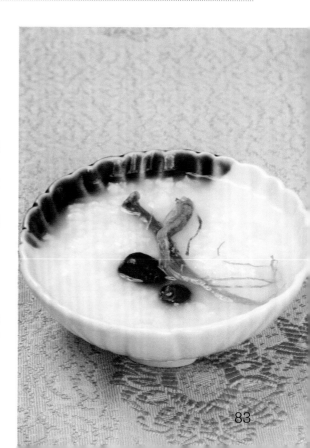

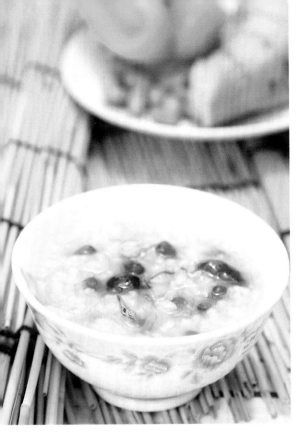

赤小豆茉莉花粥

材料
大米 80 克，赤小豆、红枣各 20 克，茉莉花 8 克，白糖 4 克

做法
1. 大米、赤小豆均洗净泡发；红枣洗净，去核，切片；茉莉花洗净。
2. 锅置火上，倒入清水，放入大米与赤小豆，以大火煮开。
3. 再加入红枣、茉莉花同煮至粥呈浓稠状，加入白糖拌匀，出锅即可食用。

养生功效
　　赤小豆能利水除湿、和血排脓、消肿解毒，治水肿、脚气、黄疸、泻痢、便血、痈肿；茉莉花能理气和中、解郁辟秽，主治脾胃湿浊不化、腹泻或下痢腹痛。两者结合食用，对肾炎、肝炎等有一定的食疗作用。

鸡内金燕麦粥

材料
燕麦 50 克，鸡内金 20 克，核桃仁、玉米粒、牛奶、香菜各适量，白糖 3 克

做法
1. 燕麦泡发洗净；核桃仁去杂质；鸡内金洗净，浸泡。
2. 锅置火上，加入少量水，倒入牛奶，放入燕麦煮开。
3. 加入核桃仁、鸡内金、玉米粒同煮至粥呈浓稠状，加入白糖拌匀，撒上香菜即可。

养生功效
　　玉米有开胃益智、调理中气等功效，还可延缓人体衰老、增强记忆力；燕麦能健脾益气、补虚止汗、养胃润肠；鸡内金能消积滞、健脾胃，治食积胀满、呕吐反胃、疳积、消渴等症。此粥十分适合食欲不振者食用。

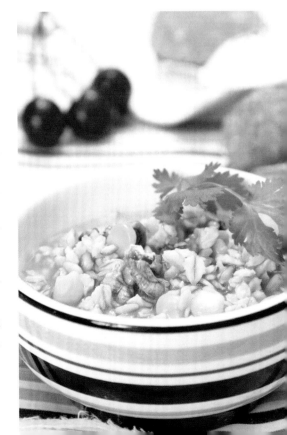

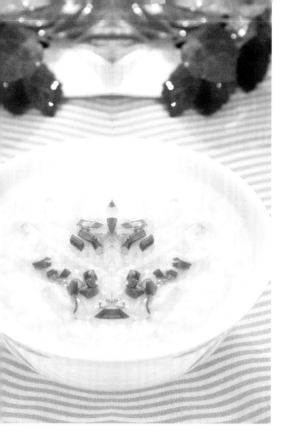

大蒜洋葱粥

材料
大米 90 克，大蒜、洋葱各 15 克，盐 2 克，味精 2 克，葱、姜各少许

做法
❶ 大蒜去皮洗净切块；洋葱洗净切丝；姜洗净切丝；大米洗净泡发；葱切花。

❷ 锅置火上加水，放入大米用大火煮至米粒绽开，放入大蒜、洋葱、姜丝。

❸ 用小火煮至粥成，加入盐、味精调味，撒上葱花即可。

养生功效
　　大蒜能消炎杀菌、促进食欲、抗肿瘤、保护肝脏、增强生殖功能、保护胃黏膜。此品有杀菌消炎、健脾开胃的功效，糖尿病、肺结核、痢疾、肠炎、胃酸减少及食欲不振的患者适宜食用。

火麻仁粥

材料
大米 100 克，火麻仁、香菜各适量，盐 2 克

做法
❶ 大米泡发洗净；火麻仁拣去杂质，洗净，捞起沥干水分，备用。

❷ 锅置火上，倒入清水，放入大米，以大火煮开，撇去浮在表面的泡沫。

❸ 加入火麻仁，转中小火煮至粥呈浓稠状且冒气泡时，加入盐拌匀，撒上香菜即可。

养生功效
　　火麻仁性平味甘，质润多脂，能润肠通便，且兼有滋养补虚作用，适用于津血不足的肠燥便秘。而大米具有健养脾胃的作用。因此，有习惯性便秘者可常喝此粥。

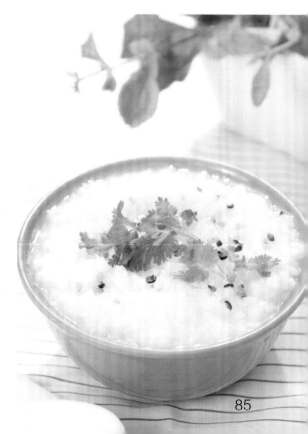

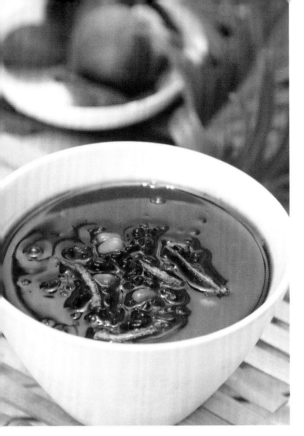

黑米赤小豆椰汁粥

材料
黑米60克，赤小豆30克，椰汁、陈皮各适量，片糖适量

做法
❶ 黑米、赤小豆泡发洗净；陈皮洗净，切丝。
❷ 锅置火上，倒入清水，放入黑米、赤小豆煮至开花。
❸ 注入椰汁，加入陈皮、片糖同煮至粥呈浓稠状即可。

养生功效
　　黑米比普通大米更有营养，少年白发、病后虚弱以及贫血者可以经常食用；椰汁营养丰富，可解渴祛暑、生津利尿，有益气、养颜的功效，中医记载其为"养生第一果汁"。此粥可健脾开胃、补益气血，头晕、眩晕、贫血、白发、眼疾等患者皆宜食用。

党参红枣黑米粥

材料
黑米80克，党参、红枣各适量，白糖4克

做法
❶ 黑米泡发洗净；红枣洗净，切片；党参洗净，切段。
❷ 锅置火上，入水，放入黑米煮至开花。
❸ 加入红枣、党参同煮至粥呈浓稠状，加入白糖拌匀即可。

养生功效
　　黑米被称为"长寿米"，具有滋阴补肾、明目、润肠的功效，对头晕目眩、贫血白发、腰膝酸软、夜盲耳鸣等症疗效尤佳，长期食用可延年益寿。此品还可补脾养胃、益气养血。

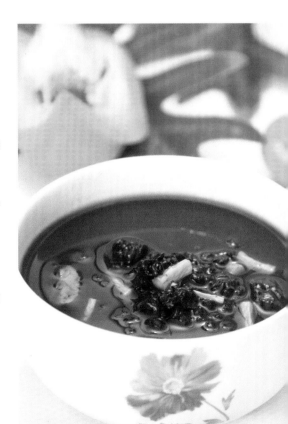

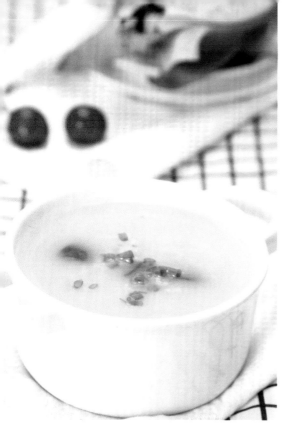

火龙果西红柿粥

材料

小米 90 克，火龙果、西红柿各适量，冰糖 10 克，葱少许

做法

❶ 小米洗净；火龙果去皮洗净，切丁；西红柿洗净，切丁；葱洗净，切花。

❷ 锅置火上，注入清水，放入小米用大火煮至米粒绽开后，再放入冰糖煮至溶化、粥浓稠。

❸ 待粥凉后，撒上火龙果、西红柿丁及葱花即可。

养生功效

　　火龙果含有丰富的水溶性膳食纤维，能够预防便秘、降低胆固醇含量，并且热量较低，是减肥、瘦身的佳品。此粥可促进消化、健脾开胃，适宜食欲不振、消化不良者食用。

小米黄豆粥

材料

小米 80 克，黄豆 40 克，白糖 3 克，葱 5 克

做法

❶ 小米淘洗干净；黄豆洗净，浸泡至外皮发皱后，捞起沥干；葱洗净，切成花。

❷ 锅置火上，倒入清水，放入小米与黄豆，以大火煮开。

❸ 待煮至粥呈浓稠状，撒上葱花，加入白糖拌匀即可。

养生功效

　　小米含有丰富的 B 族维生素，能够预防消化不良、口角生疮等症状；黄豆中蛋白质含量不仅高，而且质量好，易被人体所吸收。此粥可健脾开胃、降低胆固醇含量，适宜高脂血症、脾胃虚弱患者食用。

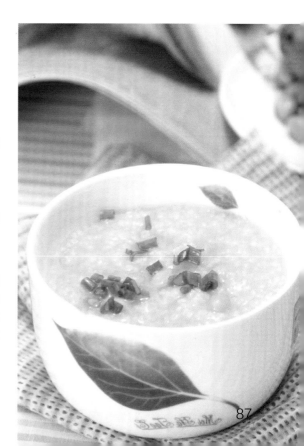

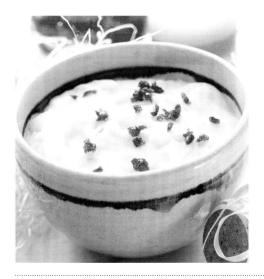

山药杏仁牛奶糊

材料

山药粉 50 克，杏仁粉 30 克，牛奶 200 毫升，圣女果干、白糖各少许

做法

❶ 圣女果干切碎备用；将牛奶倒入锅中以小火煮，至煮开后加入山药粉与杏仁粉。

❷ 加入白糖调味，边煮边搅拌，以免烧焦粘锅，煮至汤汁呈浓糊状，撒入圣女果干即可食用。

银杏百合拌芦笋

材料

银杏 200 克，鲜百合 100 克，芦笋 150 克，盐 3 克，味精 2 克，香油适量

做法

❶ 银杏去壳、皮、心；鲜百合洗净，削去黑边；芦笋洗净，切段。

❷ 锅中加清水煮沸，下银杏、百合、芦笋焯烫至熟，装盘。

❸ 将盐、味精、香油制成调味汁后，淋入盘中拌匀即可。

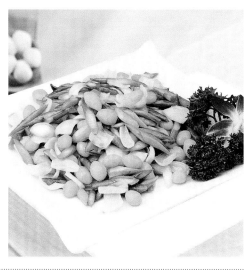

山药黑芝麻糊

材料

黑芝麻 200 克，山药、何首乌各 100 克，白糖适量

做法

❶ 黑芝麻、山药、何首乌均洗净、沥干、炒熟，再研成细粉，分别装瓶备用。

❷ 再将三种粉末一同盛入碗内，加入开水和匀。可根据个人口味，调成浓稠状或是稍微稀点的糊状，加入白糖拌匀，撒上少许黑芝麻（分量外）即可。

凉拌玉米南瓜子

材料

玉米粒 100 克，南瓜子 30 克，枸杞子 10 克，香油 4 毫升，盐适量

做法

❶ 将玉米粒洗干净，沥干水分。

❷ 再将南瓜子、枸杞子与玉米粒一起入沸水中焯熟，捞出，沥干水分。

❸ 加入香油、盐拌匀即可。

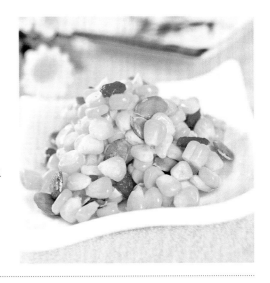

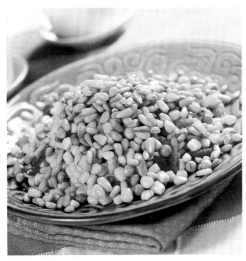

松子仁炒玉米

材料

玉米粒 150 克，松子仁 50 克，青豆 50 克，盐、鸡精、食用油、红椒丁各适量

做法

❶ 锅置火上，入油烧热，放入松子仁，炸到香酥后，捞出。

❷ 玉米粒、青豆汆烫至熟，捞出沥干。

❸ 油锅烧热后，放入青豆、玉米粒、红椒丁，加入盐、鸡精炒熟入味，装入盘中，再撒上松子仁即可。

洋葱炒牛肚丝

材料

洋葱、牛肚各 150 克，姜丝 3 克，大蒜粒 5 克，料酒 8 毫升，盐、味精、葱花、食用油各适量

做法

❶ 牛肚洗净，用盐腌去腥味，洗去盐分，再汆熟，捞出沥干、切丝；洋葱洗净切丝。

❷ 油锅烧热，放入牛肚丝，快速煸炒，再放入大蒜粒、姜丝。

❸ 待牛肚炒出香味后加入盐、味精、料酒，放入洋葱丝、葱花略炒即可。

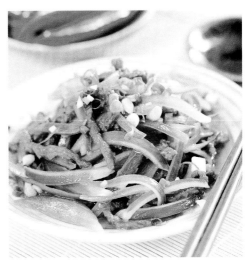

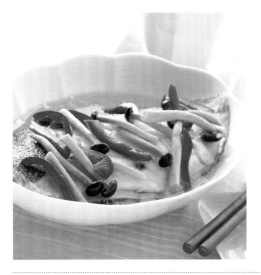

茶树菇蒸草鱼

材料

草鱼肉 300 克，茶树菇、红椒各 75 克，盐、黑胡椒粉各适量，香油 6 毫升，高汤 50 毫升

做法

❶ 草鱼以盐、黑胡椒粉腌渍5分钟备用。

❷ 茶树菇洗净切段；红椒洗净切细条，都铺在草鱼上面。

❸ 将高汤淋在草鱼上，放入蒸锅中，以大火蒸20分钟，取出淋上香油即可。

茶树菇炒豆角

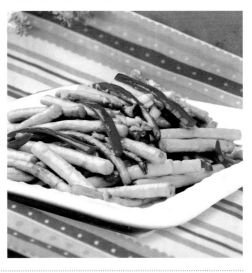

材料

豆角、茶树菇各150克，红椒丝15克，大蒜末、盐、生抽、鸡精各适量，食用油10毫升

做法

❶ 茶树菇、豆角洗净切段。

❷ 油烧至六成热时，倒入茶树菇、豆角，滑炒至熟捞出。

❸ 锅留底油，放入大蒜末煸香，倒入茶树菇、豆角、红椒丝翻炒均匀，加入生抽、盐、鸡精调味即可。

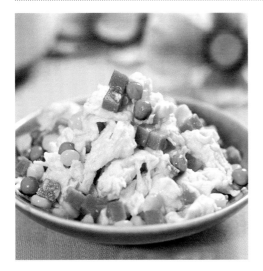

玉米胡萝卜炒蛋

材料

玉米粒、胡萝卜各 100 克，鸡蛋 2 个，青豆10 克，食用油、盐、水淀粉各适量

做法

❶ 玉米粒、青豆洗净；胡萝卜洗净切粒；三者一同放沸水中煮熟，捞出。

❷ 鸡蛋加入盐、水淀粉调匀，煎成蛋块。

❸ 油锅烧热，放入玉米粒、胡萝卜粒、青豆，炒香时再放蛋块，加盐炒匀即可。

花椒猪蹄冻

材料

猪蹄 500 克，花椒 10 克，盐适量

做法

❶ 猪蹄剔去骨头，洗净，切小块，放入锅中，加入花椒。

❷ 加水至盖过材料，以大火煮开，加盐调味，转小火慢煮约1个小时，至汤汁浓稠。

❸ 将汤汁倒入容器内，待冷却成冻，切成大小适当的块即可。

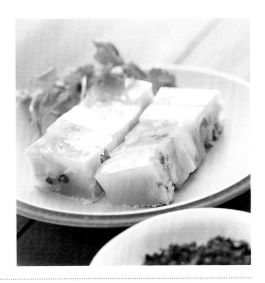

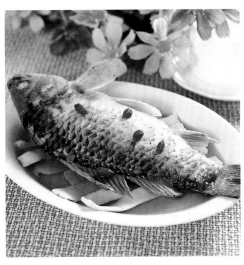

山药蒸鲫鱼

材料

鲫鱼 1 条，鲜山药 100 克，大蒜、枸杞子、葱、姜片、盐、味精、黄酒各适量

做法

❶ 鲫鱼处理干净，用黄酒、盐腌渍15分钟；大蒜、葱洗净，切小段。

❷ 山药去皮洗净切薄片，铺于碗底，将鲫鱼置于山药上，撒上枸杞子。

❸ 加姜片、葱段、大蒜、味精后，上笼蒸30分钟即可。

枸杞子韭菜炒虾仁

材料

虾 100 克，韭菜 80 克，枸杞子 10 克，盐、食用油、料酒、淀粉各适量

做法

❶ 虾去壳洗净；韭菜洗净切段；枸杞子洗净泡发。

❷ 将虾去肠泥，放入淀粉、盐、料酒腌渍5分钟，备用。

❸ 油锅烧热，下入虾仁、韭菜、枸杞子炒至熟，调入盐即可。

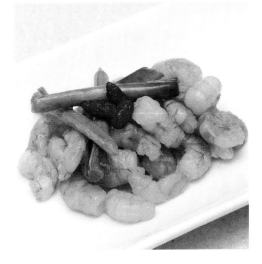

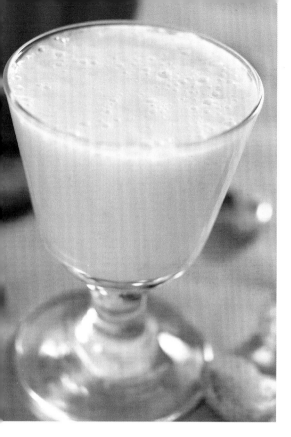

芒果茭白牛奶

材料

芒果 2 个，茭白 100 克，柠檬半个，牛奶 200 毫升，蜂蜜适量

做法

❶ 将芒果洗干净，去掉外皮、去核，取果肉；茭白洗干净备用；柠檬去掉皮，切成小块。

❷ 把芒果、茭白、牛奶、柠檬、蜂蜜放入搅拌机内，打碎搅匀即可。

养生功效

茭白含有较多的草酸，其钙质不容易被人体所吸收，在搅打之前把茭白用开水焯一下，就可以去掉大部分草酸。此饮品有生津止渴、益胃止呕的功效，适宜慢性咽喉炎者、音哑者、眩晕者、消化性溃疡者、黄疸者、大便秘结者、阴虚便秘者饮用。

榴莲蜜汁

材料

榴莲肉 60 克，蜂蜜适量

做法

❶ 先将榴莲肉放入榨汁机中。

❷ 然后倒入适量蜂蜜（可按个人喜好增加或减少）。

❸ 加入适量冷开水后，启动榨汁机搅打均匀即可。

养生功效

榴莲性热，能活血散寒，还能有效改善腹部冷痛的症状；蜂蜜是一种营养丰富的食品，含有的果糖和葡萄糖容易被人体吸收，蜂蜜外用还可以治疗烫伤、滋润皮肤和防治冻伤。此饮品有温补脾胃的功效，适宜体质偏寒者、病后虚弱者饮用。

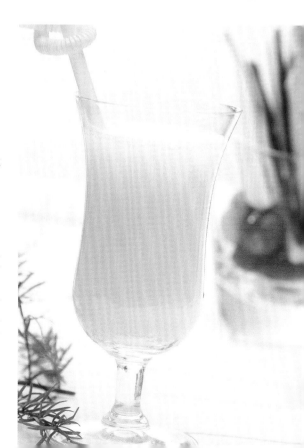

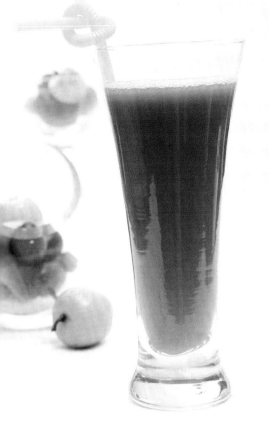

樱桃牛奶

材料
樱桃 10 颗，低脂牛奶 200 毫升，蜂蜜少许

做法
❶ 将樱桃洗净、去核，放入榨汁机中榨汁。
❷ 将樱桃汁倒入杯中，加入低脂牛奶、蜂蜜（根据个人口味酌量添加）。
❸ 把果汁搅匀后即可饮用。

养生功效
　　牛奶中所含的碳水化合物为乳糖，有调节胃酸、促进胃肠蠕动和消化腺分泌的作用，可增强消化功能，增强钙、磷在肠道里的吸收。但要注意，樱桃中钾含量极高，肾病患者不宜食用。本饮品味道甜润，能够提高食欲，缓解厌食等症状。

樱桃苹果汁

材料
樱桃 300 克，苹果 1 个

做法
❶ 将苹果洗净，切小块，榨汁。
❷ 将樱桃洗净，切小块，放入榨汁机中榨汁，滤去残渣。
❸ 将以上所得的果汁混合即可。

养生功效
　　樱桃性热、味甘，具有益气、健脾、和胃、祛风湿的功效；苹果富含矿物质及多种维生素，能有效改善便秘等症状。本品适合脾胃虚寒、虚寒性便秘等症患者饮用。

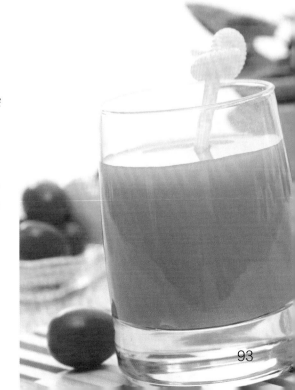

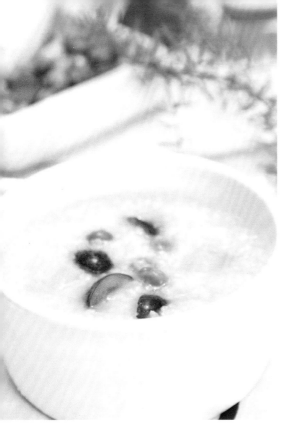

樱桃小米粥

材料

小米 70 克，青豆 30 克，樱桃、山药各 20 克，白糖 5 克，蜂蜜适量

做法

❶ 小米洗净；青豆洗净，泡发30分钟后捞起沥干；樱桃、山药均洗净，切丁。

❷ 锅置火上，倒入清水，放入小米、青豆、山药煮至米粒开花。

❸ 加入樱桃同煮至粥呈浓稠状，加入白糖、蜂蜜拌匀即可。

养生功效

　　樱桃性热，有补血、解毒、祛风湿、透疹的功效；山药能益气健脾。本品适合风湿痹痛的患者食用，脾胃虚寒者食用，有温补脾胃的作用。

五香毛豆

材料

毛豆 350 克，干辣椒 50 克，八角 5 克，盐 3 克，鸡精 2 克，食用油适量

做法

❶ 将毛豆洗净，放入开水锅中煮熟，捞出沥干待用；干辣椒洗净，切段；八角洗净，沥干。

❷ 锅置火上，注食用油烧热，下入干辣椒和八角爆香，再加入毛豆翻炒均匀。

❸ 调入盐和鸡精调味，装盘即可。

养生功效

　　毛豆富含膳食纤维和植物性蛋白质，可以促进胃肠蠕动，有预防便秘的功效。它还含有丰富的不饱和脂肪酸，对预防高脂血症、动脉硬化等症有一定的作用。

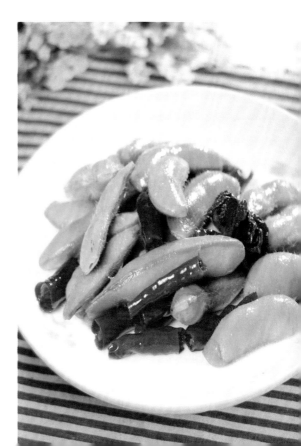

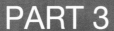

PART 3

养心护肝篇

《黄帝内经·素问》曰："心者，君主之官也，神明出焉。"意思是把心看作人体的精神、意识、思维活动，乃至生命的主宰。只有心功能强壮身体才会健康，所以我们一定要保养好心脏。肝是人体内最大的解毒器官，肝脏将有毒物质变为无毒或少毒的物质，随胆汁或尿液排出体外。养肝应先从调畅情绪开始，养肝最忌发怒。本章从养心护肝出发，介绍了对心脏和肝脏有益的食谱。

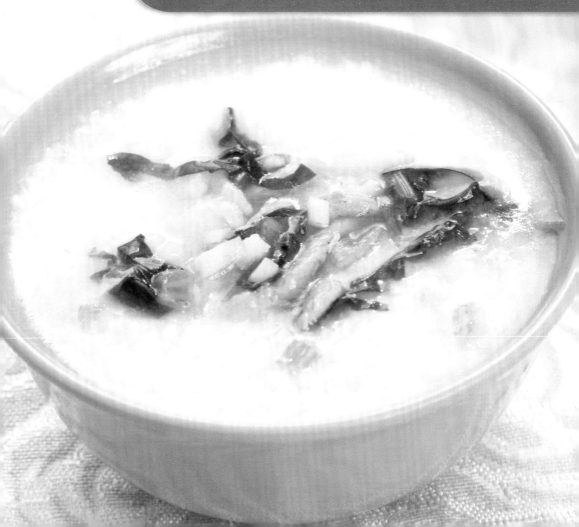

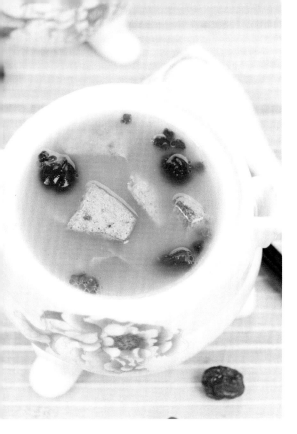

五味子炖猪肝

材料

猪肝 180 克，五味子 15 克，红枣 2 颗，姜适量，盐 3 克

做法

❶ 猪肝洗净切片，放入沸水中汆烫片刻，捞起备用；五味子洗净；红枣洗净去核；姜去皮，洗净切片。

❷ 炖盅装入适量水，放入猪肝、五味子、红枣、姜片炖3个小时，调入盐即可。

养生功效

猪肝可补血，常食可预防眼睛干涩、疲劳，可调节和改善贫血患者造血系统的生理功能。本品具有补血养肝、养血安神的功效，对失眠多梦、头晕目眩等症有食疗作用。

冬瓜鳗鱼汤

材料

鳗鱼 1 条，冬瓜 300 克，决明子、枸杞子各 10 克，盐少许，葱花 10 克

做法

❶ 将决明子、枸杞子洗净；鳗鱼去鳃和内脏，洗净；冬瓜去皮，切成小块状备用。

❷ 锅中加入适量水，将水煮开。

❸ 将除盐以外的全部材料放入锅内，煮至鱼烂汤稠，加少许盐调味即可。

养生功效

决明子能清肝明目、利尿通便，对风热赤眼、高血压、肝炎、肝硬化、腹水等症有辅助治疗作用；冬瓜中所含的热量极低，其含有的丙醇二酸能抑制糖类转化为脂肪。此汤有养肝明目、利尿消肿的功效，适宜夜盲症、肝硬化性腹水、水肿患者食用。

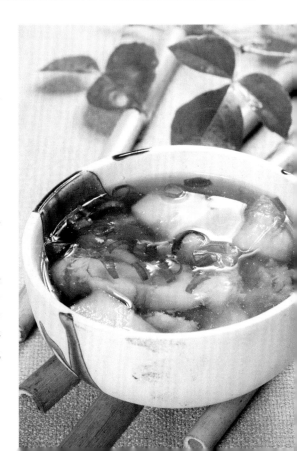

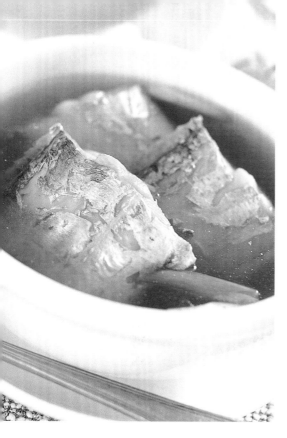

黄芪带鱼汤

材料

带鱼500克，黄芪30克，炒枳壳10克，料酒、盐、葱段、姜片、食用油各适量

做法

❶ 将黄芪、枳壳洗净，装入棉布袋中，扎紧口，制成药包；带鱼去头，斩段，洗净。

❷ 锅上火放入食用油，将鱼段下入锅内稍煎，再放入适量清水，放入药包、料酒、盐、葱段、姜片，煮至鱼肉熟，拣去药包即成。

养生功效

带鱼全身的鳞和银白色油脂层中含有一种抗癌成分6-硫代鸟嘌呤，对辅助治疗各种良恶性肿瘤大有益处。此汤具有益气补虚、利水消肿、防癌抗癌的功效，对肝炎、肝硬化性腹水患者有益。

黑木耳猪尾汤

材料

猪尾100克，生地黄、黑木耳、盐各适量

做法

❶ 猪尾洗净，斩成段；生地黄洗净，切段；黑木耳泡发洗净，撕成片。

❷ 锅置火上，入水煮开，下入猪尾汆透，捞起洗净。

❸ 将猪尾、黑木耳、生地黄放入炖盅，加入适量水，大火煮开后改小火煮2个小时，加盐调味即可。

养生功效

生地黄可清热凉血、滋阴生津，对阴虚火旺引起的阴茎异常勃起症有很好的疗效。黑木耳可滋阴、润燥，具有增强红细胞运氧功能的作用，对心悸眩晕、怔忡、失眠等患者有很好的食疗作用。

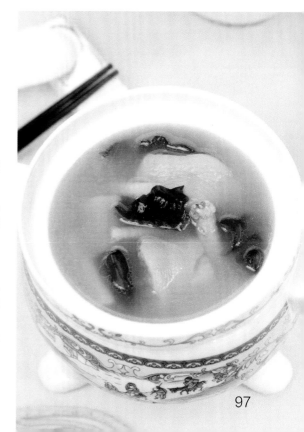

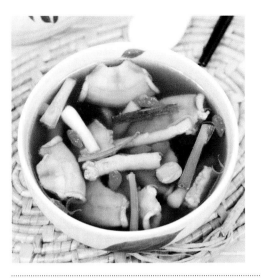

莲子枸杞子猪肠汤

材料
猪肠150克，红枣、枸杞子、党参、莲子各适量，盐适量，葱段5克

做法
1. 猪肠切段，洗净，汆烫；红枣、枸杞子、党参、莲子均洗净，莲子去心。
2. 瓦锅注水煮开，下猪肠、红枣、枸杞子、党参、莲子，炖煮2个小时，加盐调味，撒上葱段即可。

柴胡莲子蛙肉汤

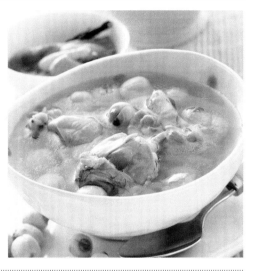

材料
蛙肉200克，莲子150克，柴胡10克，陈皮5克，甘草3克，盐适量

做法
1. 柴胡、陈皮、甘草均洗净，装入棉布袋，扎紧。
2. 莲子洗净，与棉布袋共入锅，加水煮开，小火煮30分钟。
3. 蛙肉洗净，剁块，放入汤内煮沸，捞出棉布袋，加盐调味即可。

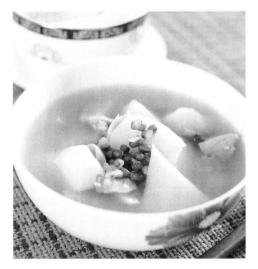

百合绿豆凉薯汤

材料
绿豆300克，百合150克，凉薯1个，猪瘦肉适量，盐、味精各2克

做法
1. 百合泡发；猪瘦肉洗净，切成块。
2. 凉薯洗净，去皮，切大块；绿豆洗净，用清水浸泡2个小时。
3. 将以上材料放入锅中，以大火煮开，转用小火煮15分钟，加入盐、味精调味即可。

龙骨牡蛎鲭鱼汤

材料

鲭鱼1条，龙骨、牡蛎各50克，盐2克，葱段、食用油各适量

做法

❶ 龙骨、牡蛎冲洗干净，入锅加1500毫升水熬成高汤，熬至约剩1000毫升，将药渣过滤留取汁液。

❷ 鲭鱼洗净切段，入油锅炸至酥黄，捞起。

❸ 将炸好的鱼放入高汤中，熬至汤汁呈乳黄色时，加葱段、盐调味即成。

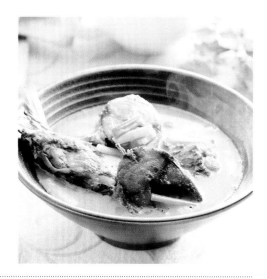

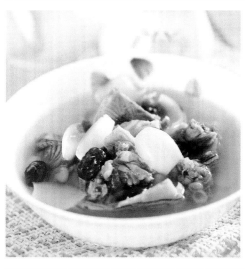

百合红枣乌龟汤

材料

乌龟250克，百合30克，红枣10颗，酸枣仁10克，冰糖适量

做法

❶ 乌龟去甲及内脏，洗净切成块；百合、红枣、酸枣仁均洗净。

❷ 先将乌龟用清水煮沸，再加入百合、红枣、酸枣仁。

❸ 煮至龟肉熟烂，酸枣仁、红枣熟透，最后添加适量冰糖调味即可。

桑葚牛排骨汤

材料

牛排骨350克，桑葚、枸杞子、盐各适量

做法

❶ 牛排骨洗净，斩块后汆去血水；桑葚、枸杞子洗净泡软。

❷ 汤锅加入适量清水，放入牛排骨，用大火煮沸后撇去浮沫。

❸ 加入桑葚、枸杞子，改用小火慢炖2个小时，最后加入盐拌匀即可。

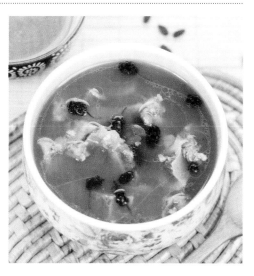

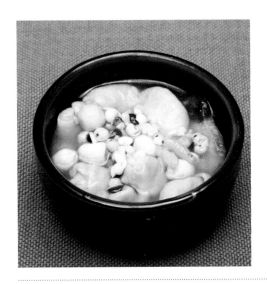

茯苓山药猪小肠汤

材料

猪小肠 500 克，薏苡仁、芡实、莲子各 100 克，茯苓、山药片各 50 克，盐、米酒各适量

做法

❶ 将猪小肠处理干净，放入沸水中汆烫，捞出剪成小段。

❷ 将芡实、茯苓、山药片、薏苡仁、莲子洗净，与猪小肠一起入锅，加水煮沸后用小火炖约30分钟至熟，加盐调味，淋上米酒即可。

芡实甲鱼汤

材料

甲鱼 300 克，芡实 10 克，枸杞子 5 克，红枣 4 颗，盐 5 克，姜片 2 克，香菜叶少许

做法

❶ 将甲鱼洗净，斩块，汆烫。

❷ 芡实、枸杞子、红枣洗净备用。

❸ 净锅上火倒入水，放入盐、姜片，下入甲鱼、芡实、枸杞子、红枣煮至熟，撒上香菜叶即可。

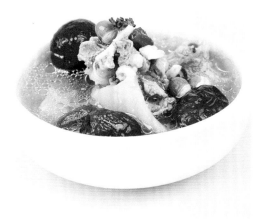

山药黄精炖鸡

材料

鸡肉 500 克，鲜山药 100 克，黄精 30 克，盐 4 克

做法

❶ 将鸡肉洗净，切块；黄精洗净，沥干水分备用；山药去皮切片。

❷ 把鸡肉、黄精、山药一起放入炖盅，加入适量水。

❸ 隔水炖熟后，加入盐调味即可。

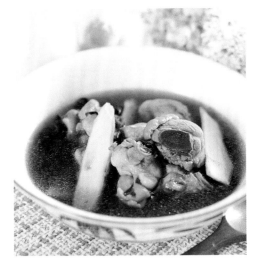

灵芝肉片汤

材料

猪瘦肉 150 克，党参、灵芝各 10 克，香油、盐、香菜、枸杞子、姜片、食用油各适量

做法

❶ 将猪瘦肉洗净，切片；党参、灵芝用温水略泡；香菜洗净；枸杞子洗净。

❷ 锅中倒入食用油，将姜片爆香，下入肉片煸炒，倒入水煮开。

❸ 下入党参、灵芝、枸杞子，加入盐，煮至熟，淋入香油，撒上香菜即可。

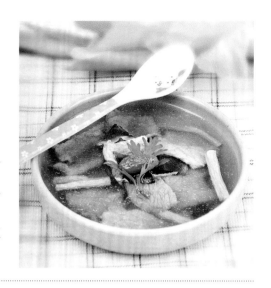

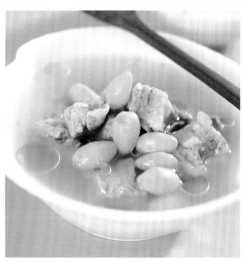

银杏猪排骨汤

材料

猪排骨 500 克，银杏 30 克，黄酒、姜、盐、味精各适量

做法

❶ 猪排骨洗净，斩块；姜洗净切片。

❷ 银杏剥去壳，脱去红衣后加水煮15分钟。

❸ 猪排骨加黄酒、姜片和适量水，用小火焖煮1个小时后，再加入银杏煮熟，加入盐、味精即可。

双仁菠菜猪肝汤

材料

猪肝 200 克，菠菜 2 棵，酸枣仁、柏子仁各 10 克，盐适量

做法

❶ 将酸枣仁、柏子仁装在棉布袋里，扎紧。

❷ 猪肝洗净切片；菠菜去根，洗净切段；将棉布袋放入锅内加4碗水熬成高汤，熬至约剩3碗水。

❸ 猪肝汆烫捞起，和菠菜一起加入高汤中，煮沸后加盐调味即可。

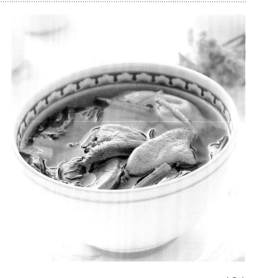

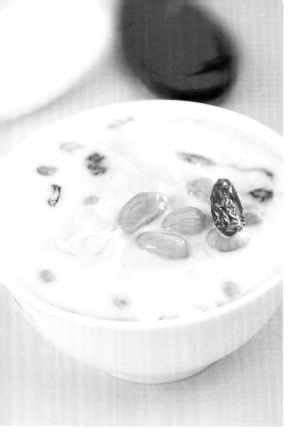

银耳花生牛奶

材料

花生仁 50 克，枸杞子 20 克，银耳 30 克，
牛奶 1000 毫升，冰糖适量

做法

❶ 将银耳、枸杞子、花生仁洗净。

❷ 净锅上火，放入牛奶，加入银耳、枸杞
　 子、花生仁，煮至花生仁熟烂。

❸ 加入冰糖即可。

养生功效

　　银耳能滋阴润肠；花生仁富含油脂，有润
肠通便的功效，常食花生仁，在一定程度上能
够预防便秘，但一次不要吃太多。花生含有人
体必需的 8 种氨基酸，能够提高记忆力、抗衰
老。此品可生津润肠、增强记忆力，适宜心脏
病患者、高血压患者、骨质疏松症患者、前列
腺炎患者、营养不良者食用。

雪蛤枸杞子甜汤

材料

枸杞子 10 克，雪蛤 1 只，冰糖适量

做法

❶ 将雪蛤洗净，斩件；枸杞子洗净泡发。

❷ 锅中注水烧开，放入雪蛤煮至熟，再加入
　 枸杞子煮熟。

❸ 加冰糖，搅拌待冰糖溶化即可。

养生功效

　　雪蛤可补肾益精、养阴润肺、健脑益智、
平肝养胃；枸杞子可调节人体免疫功能，具有
延缓衰老、抗脂肪肝、调节血脂和血糖、促进
造血功能等作用。此汤具有滋阴养肝、润肤明
目、生津止渴的功效。

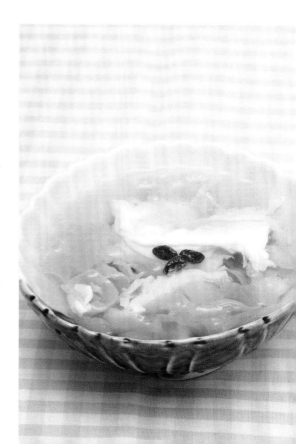

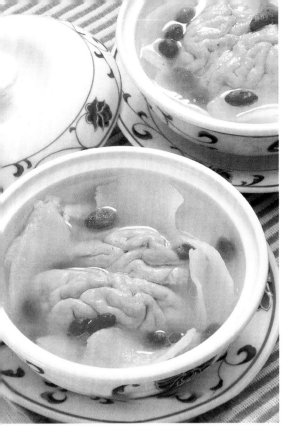

天麻红花猪脑汤

材料

猪脑 100 克，天麻 10 克，红花 5 克，山药片 10 克，枸杞子 6 克，米酒、盐各适量

做法

❶ 猪脑洗净，汆去腥味；山药片、天麻、红花、枸杞子洗净备用。

❷ 炖盅内加水，将除盐以外的所有材料放入盅内，加适量水，煮至猪脑熟烂。

❸ 加盐调味即可。

养生功效

　　天麻可息风、定惊；红花可活血通经、祛淤止痛；猪脑能补骨髓、益虚劳、补脑，多用于头晕、头痛、目眩、偏正头风、神经衰弱等症。因此，本品具有益智补脑、活血化淤、平肝降压的功效，对脑梗死、神经衰弱有一定的食疗作用。

大蒜鸡爪汤

材料

大蒜 150 克，花生仁 100 克，鸡爪 2 只，青菜 20 克，食用油 30 毫升，盐、味精、枸杞子各 3 克

做法

❶ 大蒜洗净切片；花生仁洗净，浸泡；鸡爪洗净；青菜洗净切段；枸杞子洗净。

❷ 锅上火倒入食用油，下大蒜煸至金黄，倒入水，下入鸡爪、花生仁、枸杞子，加入盐、味精煮至熟，撒入青菜即可。

养生功效

　　花生含有丰富的脑磷脂和卵磷脂，还含有人体所需的不饱和脂肪酸，有降低血脂的作用，对预防冠心病、高脂血症、动脉硬化有一定的作用。

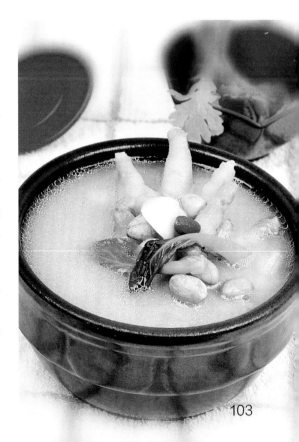

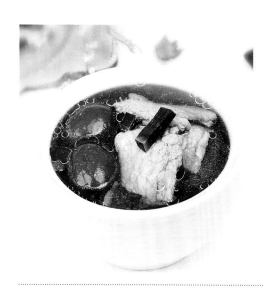

灵芝红枣瘦肉汤

材料

猪瘦肉 300 克，灵芝 6 克，红枣、盐各适量

做法

❶ 将猪瘦肉洗净、切片；灵芝洗净，切段；红枣洗净，去核。

❷ 净锅上火倒入适量水，下入猪瘦肉煮开，捞去浮沫。

❸ 下入灵芝、红枣，转小火煮2个小时，最后加入盐即可。

远志石菖蒲鸡心汤

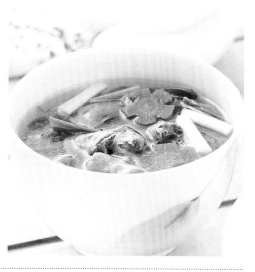

材料

鸡心 300 克，胡萝卜 1 根，远志、石菖蒲各 15 克，葱段、盐各适量

做法

❶ 将远志、石菖蒲装在棉布袋内，扎紧。

❷ 鸡心洗净氽烫，捞起。

❸ 胡萝卜削皮洗净，切花，与棉布袋一同入锅，加4碗水煮汤；以中火煮沸至剩3碗水，加入鸡心煮沸，放入葱段，加盐调味即可。

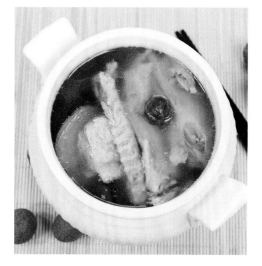

桂圆肉老鸭汤

材料

老鸭 1 只，桂圆肉 20 克，盐 3 克，姜少许

做法

❶ 老鸭去毛和内脏洗净，剁块，入沸水中氽烫；桂圆肉洗净；姜洗净，切片。

❷ 将老鸭肉、桂圆肉、姜放入锅中，加入适量清水，以小火慢炖。

❸ 待桂圆肉煮至圆润之后，加入盐即可。

佛手瓜白芍瘦肉汤

材料

猪瘦肉 400 克，鲜佛手瓜 200 克，白芍 20 克，红枣 5 颗，盐 3 克

做法

❶ 佛手瓜洗净，切片，焯水。

❷ 白芍、红枣均洗净；猪瘦肉洗净，切片，汆烫。

❸ 将 800 毫升清水放入瓦锅内，煮沸后加入以上用料，大火煮开后，改用小火煮 2 个小时，加盐调味。

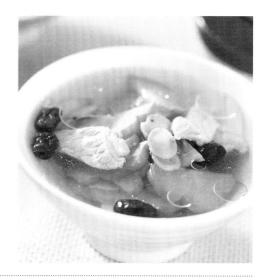

莲子山药银耳甜汤

材料

山药 50 克，银耳 40 克，莲子 20 颗，红枣 5颗，冰糖适量

做法

❶ 银耳洗净泡开备用；红枣划几个刀口；山药去皮切片；莲子洗净。

❷ 银耳、莲子、红枣同时入锅煮约 20 分钟，待莲子、银耳软了，放入山药片一起煮。

❸ 放入冰糖调味即可。

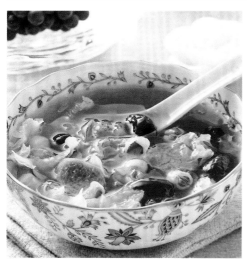

莲子猪排骨汤

材料

猪排骨 200 克，新鲜莲子 150 克，姜片 5 克，巴戟天 5 克，盐 4 克

做法

❶ 莲子洗净去心；猪排骨洗净，剁成小块；巴戟天洗净，切成小段。

❷ 锅中加水煮开，下猪排骨汆烫，捞出。

❸ 将猪排骨、莲子、巴戟天、姜放入锅中，加适量水，大火煮沸后转小火炖 45 分钟，加盐调味即可。

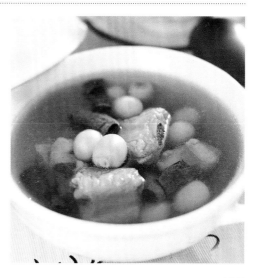

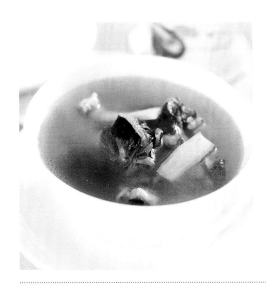

丹参三七鸡汤

材料

乌鸡1只，丹参30克，三七10克，盐5克，姜丝适量

做法

❶ 乌鸡洗净切块；丹参、三七洗净。

❷ 三七、丹参装入棉布袋中，扎紧袋口。

❸ 布袋与鸡同放于砂锅中，加600毫升清水，煮开后，加入姜丝和盐，小火炖1个小时，加盐调味即可。

茯苓鸽子汤

材料

鸽子1只，茯苓10克，盐4克，枸杞子、葱花各适量，姜片2克

做法

❶ 将鸽子宰杀洗净，斩成块，入沸水中氽去血水；茯苓洗净备用。

❷ 净锅上火倒入水，放入姜片、枸杞子，下入鸽子、茯苓以大火煮开，转小火续煮2个小时，加盐调味，撒上葱花即可。

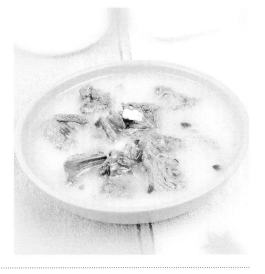

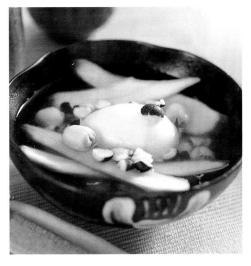

三味鸡蛋汤

材料

鸡蛋1个，去心莲子、芡实、山药各9克，冰糖适量

做法

❶ 芡实、山药、莲子分别用清水冲洗干净，备用。

❷ 将莲子、芡实、山药放入锅中，加入适量清水熬成药汤。

❸ 药汤中加入鸡蛋煮熟，加入冰糖，待冰糖溶化后即可。

白芍赤小豆鲫鱼汤

材料

鲫鱼 1 条，赤小豆 150 克，白芍 10 克，盐适量

做法

❶ 将鲫鱼处理干净；赤小豆洗净，放入清水
中泡发。

❷ 白芍用清水洗净，放入锅内，加水煎 10 分
钟，取汁备用。

❸ 另起锅，放入鲫鱼、赤小豆及白芍药汁，
加 1000 毫升水，煮至鱼熟豆烂，加盐调味
即可。

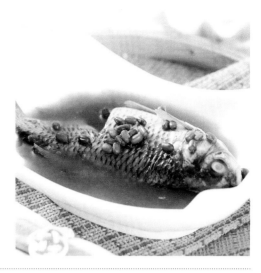

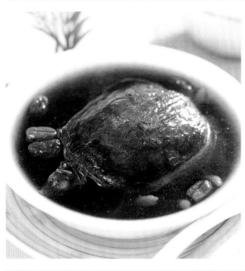

枸杞子甲鱼汤

材料

甲鱼 1 只，枸杞子 30 克，桂枝 20 克，莪术
10 克，红枣 8 颗，盐、味精各适量

做法

❶ 甲鱼宰杀后洗净。

❷ 枸杞子、桂枝、莪术、红枣均洗净。

❸ 将除盐、味精以外的材料一起放入锅内，
加适量开水，小火煮 2 个小时，加盐、味精
调味即可。

党参鳝鱼汤

材料

鳝鱼 175 克，党参 10 克，食用油 20 毫升，
盐 3 克，葱段、姜末、红椒圈各 3 克

做法

❶ 将鳝鱼洗净切段；党参洗净备用。

❷ 锅中倒入水煮沸，下入鳝鱼段汆尽血水。

❸ 锅中倒入食用油，将葱、姜、党参炒香，
再下入鳝鱼段煸炒，倒入水，煮至熟，加
盐调味，撒上红椒圈即可。

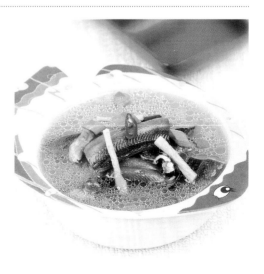

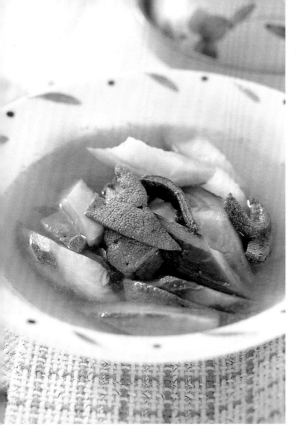

丝瓜猪肝汤

材料

丝瓜 100 克，佛手、山楂、陈皮各 10 克，猪肝适量，盐、香油、料酒各适量

做法

❶ 将猪肝洗净切片；佛手、山楂、陈皮洗净，加沸水浸泡1个小时后去渣取汁；丝瓜切块。

❷ 碗中放入猪肝片、丝瓜块，加药汁和盐、料酒，隔水蒸熟。

❸ 放少许香油调味即可。

养生功效

　　佛手可行气解郁；山楂可活血化淤；陈皮可行气和胃。因此，此汤具有行气解郁、通经散淤、活血消肿的功效，对肝病患者有较好的食疗作用。

绿豆莲子牛蛙汤

材料

牛蛙 1 只，绿豆 150 克，莲子 20 克，高汤适量，盐 5 克

做法

❶ 将牛蛙洗净，斩块，汆烫。

❷ 绿豆、莲子淘洗净，分别用温水浸泡50分钟备用。

❸ 净锅上火，倒入高汤，放入牛蛙、绿豆、莲子煮至熟，加盐调味即可。

养生功效

　　牛蛙具有滋阴解毒的功效，体质虚弱、消化功能差、胃酸较多的人食用可滋补身体；莲子能帮助机体进行蛋白质、脂肪、糖类的代谢，并维持酸碱平衡。二者同用，能降压消脂，对脂肪肝有一定的食疗作用。

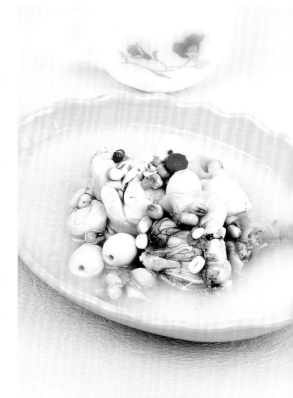

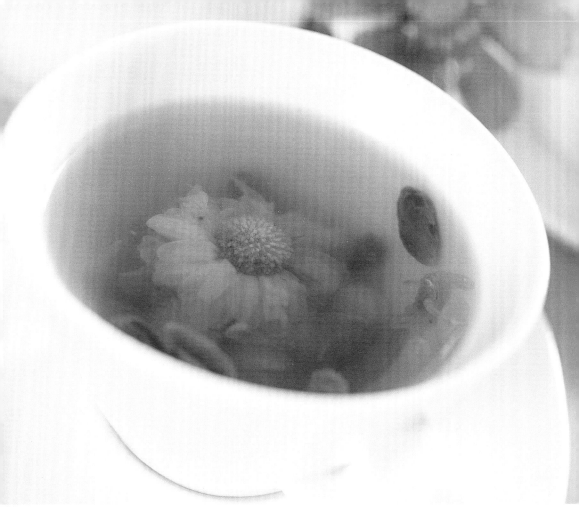

柴胡枸杞子菊花茶

材料

柴胡、枸杞子各 10 克，菊花 5 克，白糖适量

做法

❶ 柴胡洗净沥干水分；枸杞子洗净泡发；菊花去除杂质，用清水冲洗后沥干备用。

❷ 将柴胡放入煮锅，加500毫升水煮开后，转小火续煮约10分钟。

❸ 先用热水烫过陶瓷杯，再将枸杞子、菊花、白糖（根据个人喜好可以酌量添加）放入，取柴胡汁冲泡，加盖泡约2分钟，待白糖溶化后即可饮用。

养生功效

　　枸杞子能滋肾润肺、补肝明目，外邪实热、脾虚有湿及泄泻者不宜食用过多；柴胡可疏肝理气、调节情绪，并且具有养肝之功效，肝气不调、肝火旺盛者均可食用柴胡。饮用此茶能有效改善两眼昏花、眼睛红痒涩痛等症状。

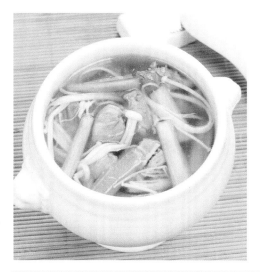

金针菇响螺瘦肉汤

材料

猪瘦肉 300 克，芹菜 100 克，金针菇 50 克，响螺适量，盐 5 克

做法

❶ 猪瘦肉洗净切块；金针菇洗净浸泡；芹菜洗净切段；响螺洗净取肉。

❷ 猪瘦肉、响螺肉汆去血水后捞出。

❸ 锅中注水，煮沸，放入上述食材，慢炖2.5个小时，加入盐调味即可。

金针菇鸡丝汤

材料

黄瓜 50 克，高汤、金针菇、鸡胸肉各适量，盐 4 克，枸杞子适量

做法

❶ 将鸡胸肉洗净，切丝；金针菇洗净，切段；黄瓜洗净，切丝备用。

❷ 汤锅上火倒入高汤，加入盐，下入鸡丝、金针菇、枸杞子煮至熟。

❸ 撒入黄瓜丝即可食用。

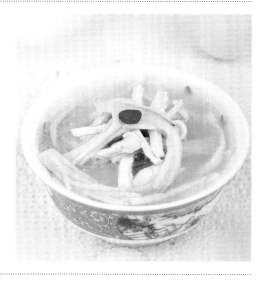

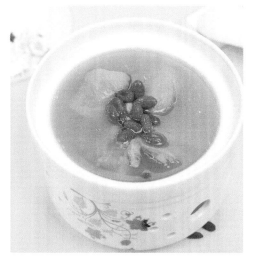

枸杞子猪尾汤

材料

猪尾 150 克，枸杞子适量，盐 3 克

做法

❶ 猪尾洗净，剁成段；枸杞子洗净，放入水中浸泡片刻。

❷ 净锅入水煮沸，下猪尾汆透，捞出洗净。

❸ 将猪尾、枸杞子放入瓦锅内，加入适量清水，大火煮沸后改小火煮1.5个小时，加盐调味即可。

鹌鹑蛋鸡肝汤

材料

鸡肝 150 克，鹌鹑蛋 150 克，枸杞子叶 10 克，盐 3 克，姜 3 克

做法

❶ 鸡肝洗净，切成片；枸杞子叶洗净。

❷ 鹌鹑蛋入锅中煮熟后，取出，剥去蛋壳；姜去皮，洗净，切片。

❸ 将鹌鹑蛋、鸡肝、枸杞子叶、姜片一起加水煮5分钟，加入盐煮至入味即可。

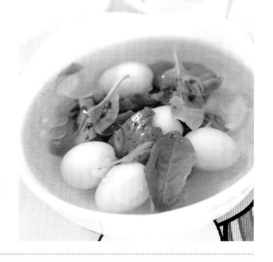

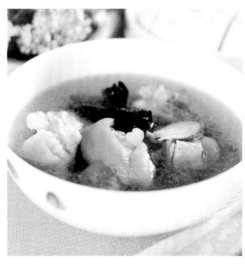

灵芝黄芪猪蹄汤

材料

猪蹄 600 克，灵芝 50 克，黄芪 30 克，盐、味精各适量

做法

❶ 将猪蹄洗净，切块；灵芝洗净，切块；黄芪洗净备用。

❷ 将灵芝、黄芪、猪蹄一同放于砂锅中。

❸ 注入1000毫升清水，煮40分钟，加盐、味精调味即可。

大蒜绿豆牛蛙汤

材料

牛蛙 5 只，绿豆 40 克，大蒜 10 克，米酒 5 毫升，姜片、盐各 5 克，食用油、海带段各适量

做法

❶ 牛蛙宰杀洗净，汆烫，捞起；绿豆洗净。

❷ 大蒜拍裂，放入油锅里炸至金黄色，待香味散出后盛起。

❸ 锅中注入热水，放入绿豆、牛蛙、姜片、大蒜、米酒、海带段，以中火炖2个小时，加入盐即可。

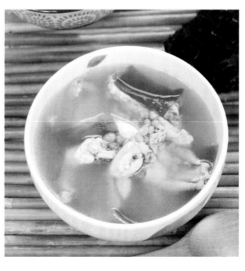

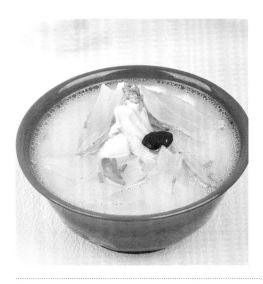

天麻川芎鱼头汤

材料

鲢鱼头半个，天麻、川芎各5克，盐3克，枸杞子适量

做法

❶ 将鲢鱼头洗净，斩块；天麻、川芎分别用清水洗净，浸泡备用。

❷ 锅洗净，置火上，注入适量清水，下入鲢鱼头、天麻、川芎、枸杞子煮至熟。

❸ 最后放入盐调味即可。

柚子炖鸡

材料

柚子1个，雄鸡1只，姜片、葱段、盐、味精、料酒各适量

做法

❶ 雄鸡去皮毛、内脏，洗净，斩块；柚子洗净，去皮，留肉。

❷ 将柚子肉、鸡肉放入砂锅中，加入葱段、姜片、料酒、盐、适量水。

❸ 将砂锅置于有沸水的锅内，隔水炖熟，加味精调味即可。

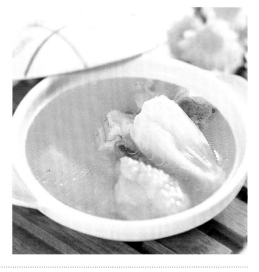

茵陈甘草蛤蜊汤

材料

蛤蜊300克，茵陈8克，甘草5克，盐适量，红枣6颗

做法

❶ 蛤蜊冲净，以淡盐水浸泡数日，使其吐尽泥沙；茵陈、甘草、红枣均洗净，加1200毫升水熬成高汤，熬至约剩1000毫升，去渣留汁。

❷ 将蛤蜊加入高汤中煮至开口，加入盐调味即可。

西蓝花煮鲫鱼

材料

鲫鱼 1 条，西蓝花 100 克，枸杞子、食用油、姜片、盐各适量

做法

❶ 鲫鱼处理干净；西蓝花洗净，切成小朵。

❷ 煎锅上火，下食用油烧热，用姜片炝锅，放入鲫鱼煎至两面呈金黄色。

❸ 锅内加入适量水，下西蓝花、鲫鱼煮至熟，撒入枸杞子，用盐调味即成。

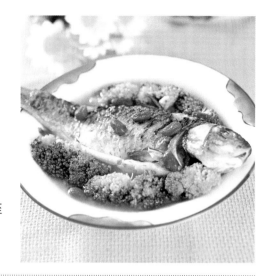

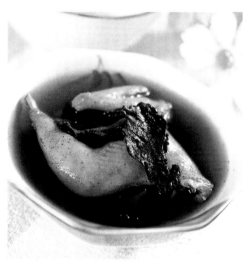

枸杞子黄精鸽子汤

材料

鸽子 1 只，枸杞子 20 克，黄精、杜仲各 10 克，盐、料酒、味精各适量

做法

❶ 将白鸽去毛及内脏，洗净，剁成大块；枸杞子、黄精、杜仲泡发，洗净。

❷ 鸽块汆去血水，捞起。

❸ 将鸽块放入锅中，加水，再加入其他材料，煮至熟即可。

五子鸡内脏汤

材料

鸡心、鸡肝、鸡胗各 1 份，茺蔚子、蒺藜子、覆盆子、车前子、菟丝子各 10 克，姜丝、葱丝各适量，盐 5 克

做法

❶ 将鸡内脏洗净，切片；药材洗净。

❷ 将药材放入棉布袋内，入锅，加水煎汁。

❸ 捞起棉布袋丢弃，转中火，放入鸡内脏、姜丝、葱丝煮至熟，加盐调味即可。

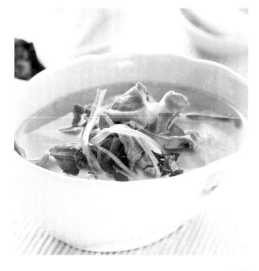

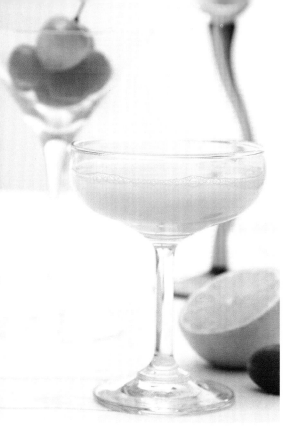

蜂蜜杨桃汁

材料

杨桃 1 个，蜂蜜少许

做法

❶ 杨桃表皮以少量的盐搓洗，切除头尾，再切成片状，放入榨汁机中。

❷ 倒入200毫升冷开水和蜂蜜（根据个人口味酌量添加），搅打成果汁即可饮用。

养生功效

　　杨桃中糖类、维生素C及有机酸含量丰富，且果汁充沛，能迅速补充人体所需的水分。此饮品有降低血脂、润肠通便的功效，适宜便秘患者、风热咳嗽者、咳吐黄痰者、咽喉疼痛者、小便热涩者、痔疮出血者、疟疾反复不愈者、烦热口干者、泌尿性结石以及口疮患者饮用。

蜂蜜红茶

材料

红茶 250 毫升，蜂蜜 15 毫升，冰块适量

做法

❶ 将冰块放入杯内大约2/3处满。

❷ 红茶放凉，倒入杯内。

❸ 加入蜂蜜，盖子盖上，摇匀即可饮用。

养生功效

　　蜂蜜有促进心脑和血管功能、降低血液中胆固醇水平的作用，还能润肠通便，适合高血压等心血管疾病患者、便秘患者食用；红茶可以帮助胃肠道消化、促进食欲，并有降低血压、预防心肌梗死、强壮心肌的作用。此饮品味道甜润，没有茶的涩味，一般人皆可饮用。

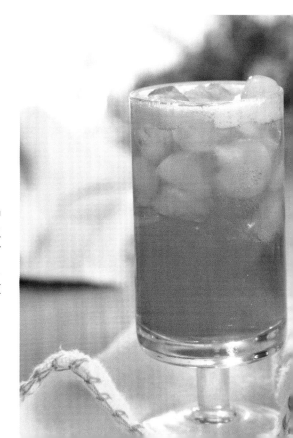

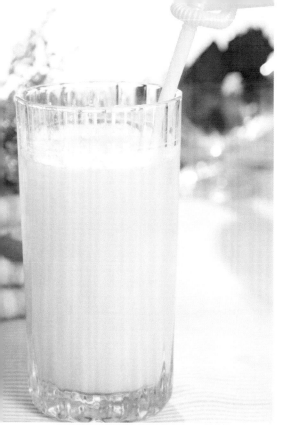

苹果燕麦牛奶

材料
苹果 1 个，燕麦 20 克，牛奶 30 毫升，白糖适量

做法
❶ 苹果洗净去核，切小块。
❷ 将苹果、燕麦、牛奶一起加入搅拌机中搅打均匀。
❸ 盛出后，加入白糖调味即可。

养生功效
　　燕麦富含膳食纤维，能促进肠胃蠕动、防止便秘，且热量较低，有利于减少脂肪堆积；苹果富含营养成分，且容易被人体吸收，热量较低，是一种健康美味的水果；但苹果核有微毒，所以在榨汁时最好将核剔除。经常饮用本品，对高脂血症、脂肪肝等有一定的防治作用。

青皮红花茶

材料
青皮、红花各 10 克

做法
❶ 青皮晾干后切成丝，与红花同入砂锅，加水浸泡30分钟，煎煮30分钟，用洁净纱布过滤，去渣，取汁即成。
❷ 早晚各服1次。

养生功效
　　青皮具有疏肝破气、消积化滞的功效，对肝郁气滞引起的胁肋胀痛等症有很好的作用；红花能活血、疏通经络、祛淤，可用于治疗癥瘕积聚，对血淤引起的阴茎异常勃起症有一定的疗效。

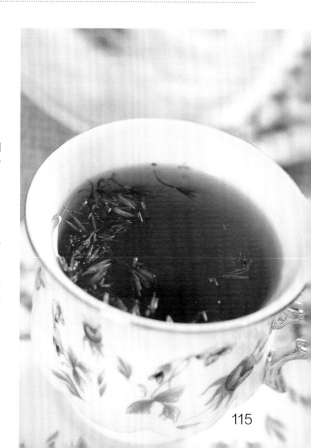

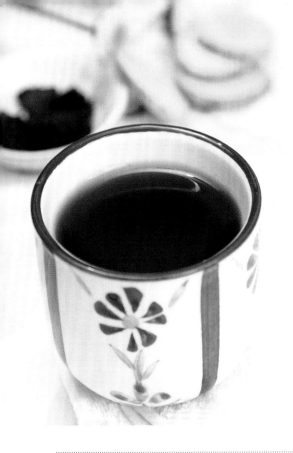

三七丹参茶

材料

三七、丹参各 8 克

做法

❶ 三七、丹参洗净沥干水，备用。

❷ 将三七、丹参放入锅中，加适量水，大火煮开后转小火煎煮15分钟。

❸ 滤去药渣后即可饮用。

养生功效

　　三七能止血、散淤、消肿、定痛；丹参能活血祛淤、安神宁心。本品具有凉血活血、通经化淤的功效，适合淤血痹阻的冠心病患者饮用，症见心前区疼痛如针刺、面唇色紫暗、舌上有淤斑、心律不齐等。

何首乌绿茶

材料

何首乌、泽泻、丹参、菊花各少许，绿茶适量

做法

❶ 何首乌、泽泻、丹参、菊花、绿茶均洗净备用。

❷ 把何首乌、泽泻、丹参、菊花、绿茶放入锅里，加适量水煎15分钟。

❸ 滤去渣后即可饮用。

养生功效

　　何首乌能补肝益肾、养血滋阴；丹参既止血又活血；泽泻具有利水、渗湿、泄热的功效。此茶有保肝护肾、强健身体的功效；适宜高血压、高脂血症患者，经常性头痛、头昏、胸闷、心悸气短、倦怠乏力及血糖高者，睡眠质量差的人群饮用。

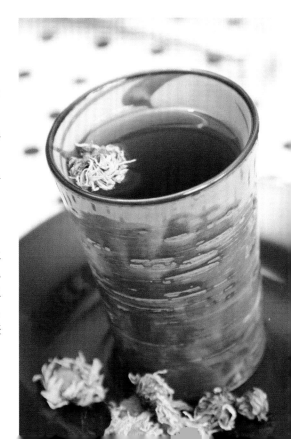

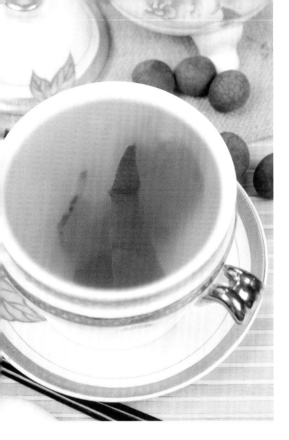

山楂荷叶泽泻茶

材料

山楂 10 克，荷叶 5 克，泽泻、冰糖各 10 克

做法

❶ 山楂、泽泻冲洗干净，沥干水分。

❷ 荷叶剪成小片，冲净沥干水分。

❸ 将山楂、荷叶、泽泻一同放入锅中，加500毫升水以大火煮开，转小火续煮20分钟，加入冰糖，待其溶化即可饮用。

养生功效

　　荷叶具有消暑利湿、健脾升阳、散淤止血的功效；山楂能消食化积、行气散淤；泽泻能利水、渗湿、泄热。因此，此茶可以降血脂、降血压、化淤滞，适合肥胖症、高血压、动脉硬化患者饮用。

酸枣仁莲子茶

材料

干莲子 30 克，酸枣仁 10 克，冰糖适量

做法

❶ 干莲子泡水10分钟；酸枣仁放入棉布袋内备用。

❷ 将莲子沥干水分后放入锅中，放入酸枣仁后，加入清水，以大火煮沸，再转小火续煮20分钟，关火。

❸ 加入冰糖搅拌至溶化，滤取茶汁即可(莲子亦可食用)。

养生功效

　　莲子能清心安神、固肾涩精；酸枣仁是一种安神药材，具有镇静的作用，特别适合因情绪烦躁导致失眠的人食用；而莲子含有丰富的色氨酸，有助于稳定情绪。

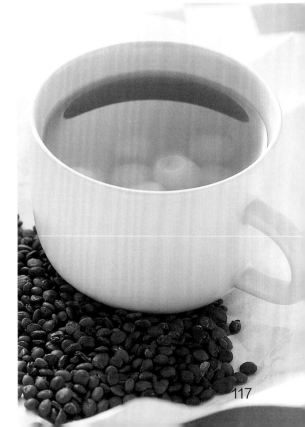

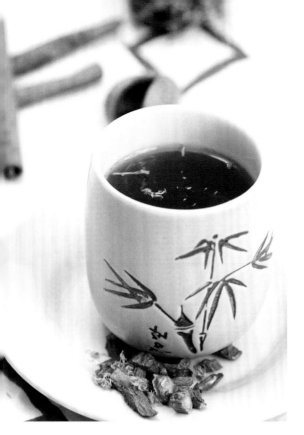

丹参红花陈皮饮

材料

丹参 10 克，红花、陈皮各 5 克，红糖少许

做法

❶ 丹参、红花、陈皮洗净备用。

❷ 先将丹参、陈皮放入锅中，加适量水，大火煮开，转小火煮5分钟即可关火。

❸ 再放入红花，加入红糖，加盖闷5分钟，倒入杯内，代茶饮用。

养生功效

丹参具有活血祛淤、安神宁心、止痛的功效；红花可活血通脉、祛淤止痛；陈皮可行气散结。三者配伍同用，对气滞血淤型冠心病有一定的食疗作用。

桂花莲子冰糖饮

材料

莲子 100 克，桂花 25 克，冰糖适量

做法

❶ 桂花洗净，装入棉布袋，扎紧袋口；莲子洗净，去心，备用。

❷ 锅中放入莲子、桂花药袋，加入适量清水，以大火煮开，改用小火煎煮50分钟。

❸ 加入冰糖拌匀，关火，放凉后去渣取汁即可饮用。

养生功效

莲子能养心安神、涩精止带、固肾；桂花能温中散寒、活血益气、健脾胃、助消化、暖胃止痛，桂花的香气则具有平复情绪、缓解压力、消除烦闷、帮助睡眠等功效。

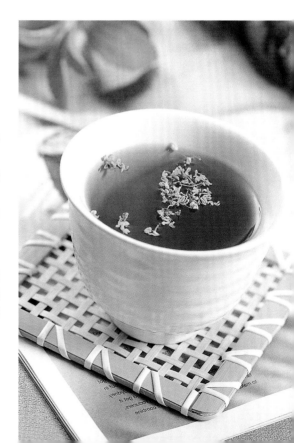

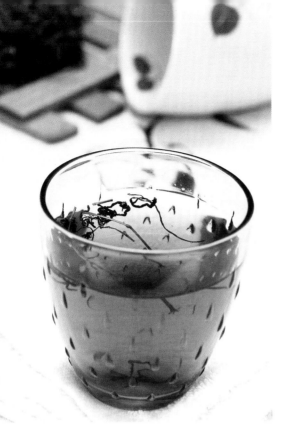

绞股蓝茶

材料

绞股蓝 15 克

做法

❶ 绞股蓝洗净，备用。

❷ 将绞股蓝放入杯中，冲入适量沸水，加盖闷5分钟，即可饮用。

❸ 可反复冲泡至茶味渐淡。

养生功效

绞股蓝能保护肾上腺、胸腺及内分泌器官，维持内分泌系统的功能，并具有降血糖和改善糖代谢的作用。本品具有降低血脂、降低血压的功效，适合高血压引起的脑梗死患者饮用。同时，本品还适合心悸、失眠、神疲乏力、神经衰弱、健忘等患者饮用，可以有效改善各种症状。

山楂绿茶

材料

山楂片 25 克，绿茶 2 克，蜂蜜适量

做法

❶ 将山楂片洗净。

❷ 将绿茶、山楂片入锅，加500毫升水，大火煮沸即可关火。

❸ 滤去渣，留汁，待茶的温度低于60℃时，再加入蜂蜜调匀即可饮用。

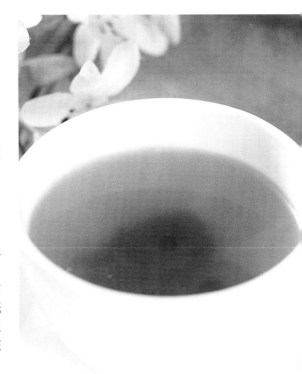

养生功效

蜂蜜中含有丰富的抗氧化成分，能清除体内的氧自由基，有抗癌、防衰老的作用；另外，蜂蜜能润肠通便，对便秘引起的痘痘、色斑有很好的治疗功效。本品中山楂和绿茶均有降低人体胆固醇水平的作用，山楂还有明显扩张血管和降低血压的作用，常饮本品对预防高血压以及动脉粥样硬化有一定的作用。

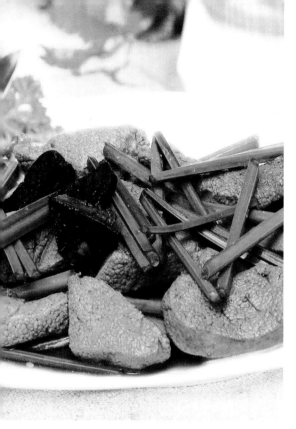

何首乌炒猪肝

材料

猪肝 300 克，韭菜花 250 克，何首乌 15 克，当归 10 克，豆瓣酱 8 克，盐 3 克，淀粉 5 克，食用油适量

做法

❶ 猪肝洗净，汆烫切片；韭菜花洗净，切段。

❷ 将何首乌、当归洗净，煎汁后与淀粉混合均匀。

❸ 油锅烧热，下豆瓣酱，与猪肝、韭菜花同炒，放入药汁炒至熟，加盐调味即可。

养生功效

何首乌具有养血滋阴、润肠通便的功效；猪肝具有补肝明目、养血滋补的功效。两者搭配食用，可改善血虚引起的头晕目眩、心悸、失眠及肝肾阴虚引起的腰膝酸软等症。另外，心血不足的心律失常患者也可长期食用。

拌芹菜百合

材料

芹菜 250 克，百合 100 克，红椒 30 克，盐 3 克，香油 10 毫升

做法

❶ 将芹菜洗净，切段；百合洗净；红椒洗净，切块。

❷ 锅中加水煮开，放入切好的芹菜、百合、红椒焯烫至熟，捞出沥干水分，装盘。

❸ 加入香油和盐搅拌均匀，即可食用。

养生功效

芹菜含有丰富的维生素 P，可以增强血管壁的弹性、韧度，降低血压；百合具有滋阴、养心安神的功效。两者搭配食用，可在一定程度上预防冠心病、动脉硬化等病的发生，并可改善高血压患者的睡眠状况。

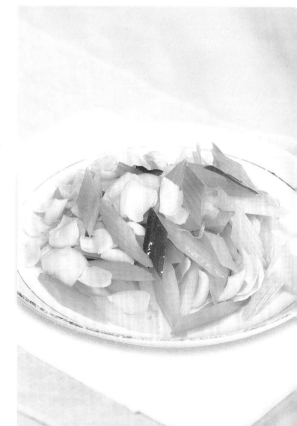

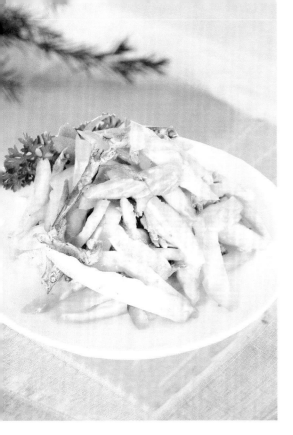

苦瓜炒银鱼

材料

苦瓜 300 克，银鱼干 200 克，盐、鸡精、白糖、料酒、食用油各适量

做法

❶ 银鱼干洗净沥水；苦瓜洗净切片抹盐，去苦味。

❷ 起油锅，入银鱼干炸香捞出。

❸ 锅内留底油，加苦瓜片炒熟，放盐、鸡精、白糖、料酒调味，再加入银鱼干，翻炒均匀即成。

养生功效

苦瓜具有清心明目、清热解毒、降压祛脂的功效，与银鱼搭配食用时降血压、降血脂的功效更佳。适宜高血压、脑血管意外、冠心病患者，尤其是肝火旺盛型高血压患者食用。

花生炒银鱼

材料

银鱼 100 克，花生仁 80 克，青椒、红椒各适量，盐 3 克，料酒、水淀粉各 10 毫升，熟白芝麻 10 克，食用油、香油各适量

做法

❶ 银鱼洗净，加盐、料酒浸渍，再以水淀粉上浆；青椒、红椒洗净切丝。

❷ 锅中倒入食用油烧热，下银鱼炸至金黄色，入花生仁、青椒、红椒丝同炒片刻。

❸ 最后淋入香油，撒上熟白芝麻即可。

养生功效

银鱼是高钙、高蛋白、低脂肪的鱼类，与花生搭配，具有降低胆固醇、润肠通便的功效。适宜高脂血症、高血压、动脉硬化和冠心病患者，以及便秘、痔疮、肠癌患者食用。

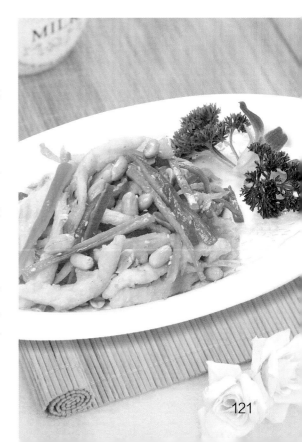

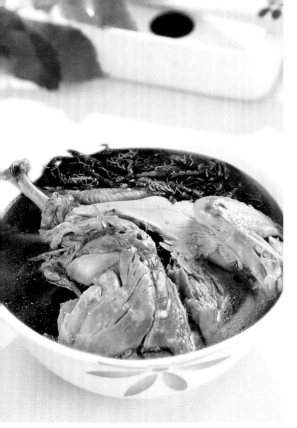

蝎子炖鸡

材料

鸡1只，猪肉100克，蝎子25克，火腿20克，盐、白糖、鸡汤、食用油各适量

做法

❶ 将鸡处理干净；锅中注水煮开，分别放入蝎子、鸡、猪肉、火腿氽烫，捞出沥水。

❷ 锅中加食用油烧热，放入氽烫过的蝎子炒香，盛出。

❸ 将蝎子、鸡肉、猪肉、火腿放入炖盅内，加入鸡汤以小火炖4个小时，加入盐、白糖调味即可。

养生功效

蝎子可通经活络、消肿止痛、攻毒散结，对风湿痹痛引起的肩周炎、风湿性关节炎、中风、惊风、冠心病、心肌梗死等均有疗效。

柴胡绿茶

材料

柴胡5克，绿茶3克

做法

❶ 将柴胡和绿茶洗净，放入杯中。

❷ 冲入沸水后加盖冲泡10分钟，等茶水稍温后即可饮用。

❸ 可反复冲泡至茶味渐淡。

养生功效

柴胡有和解表里、疏肝、升阳之功效，用于感冒发热、寒热往来、疟疾、肝郁气滞、胸胁胀痛等症状；绿茶有防癌、降血脂和减肥功效，吸烟者饮用绿茶可减轻尼古丁的伤害。此茶具有疏肝解郁、清肝泻火、降压降脂的功效，适合肝火旺盛、烦躁易怒或心情郁闷以及易患高血压、高脂血症、肝病的木型体质者。

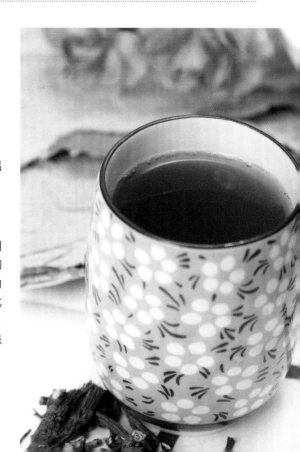

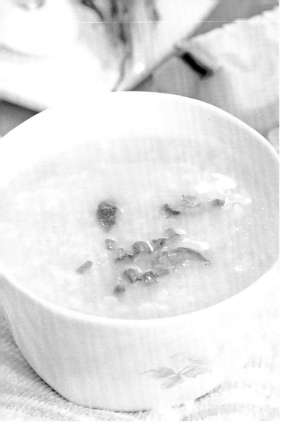

丹参山楂大米粥

材料

大米 100 克，丹参 20 克，干山楂 30 克，冰糖 5 克，葱花少许

做法

❶ 大米洗净，放入水中浸泡；干山楂用温水泡后洗净。

❷ 丹参洗净，用棉布袋装好扎紧封口，放入锅中加清水熬汁。

❸ 锅置火上，注入适量水，放入大米煮至七成熟，放入山楂，倒入丹参汁煮至粥将成，放入冰糖调匀，撒上葱花即可。

养生功效

丹参具有活血祛瘀、安神宁心、止痛的功效。大米中富含 B 族维生素，能为人体补充营养，且大米含有的优质植物性蛋白质，可使血管保持柔软，能辅助降低血压。

红枣柏子仁小米粥

材料

小米 100 克，红枣 10 颗，柏子仁 15 克，白糖少许

做法

❶ 红枣、小米洗净，分别放入碗内泡发；柏子仁洗净备用。

❷ 砂锅洗净，置火上，将红枣、柏子仁放入锅内，加水煮熟后转小火。

❸ 最后加入小米共煮成粥，至黏稠时加白糖搅拌即可。

养生功效

小米含有丰富的 B 族维生素，能够预防消化不良、口角生疮、脚气病等症；红枣可益气补血、健脾和胃；柏子仁可养心安神，对更年期男性心神失养之虚烦不眠、头晕健忘、心神不宁、遗精盗汗等症有一定的食疗功效。

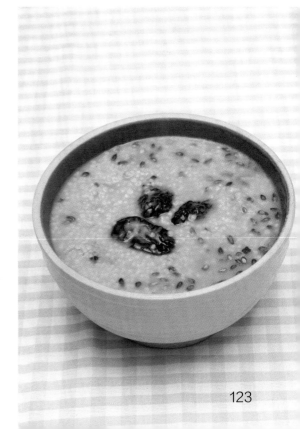

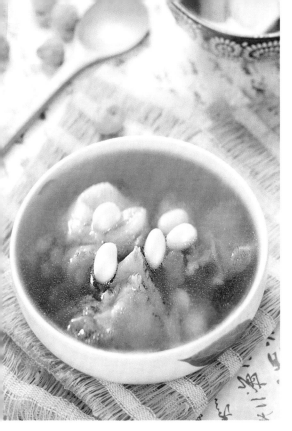

黄豆丹参猪骨汤

材料

猪骨 400 克，黄豆 250 克，丹参 20 克，肉桂 10 克，料酒 5 毫升，盐、味精各适量

做法

❶ 将猪骨洗净、捣碎；黄豆去杂质，洗净。

❷ 丹参、肉桂用干净纱布袋包好，扎紧备用，砂锅加水，放入猪骨、黄豆、棉布袋，大火煮沸，改用小火炖煮约1个小时，拣出布袋丢弃。

❸ 加入盐、味精、料酒即可。

养生功效

　　猪骨可补钙壮骨、强壮骨骼；丹参具有活血祛淤、凉血散结、除烦安神的功效，对血热淤滞所引起的阴茎异常勃起症有一定的辅助治疗作用。

核桃腰果牛肉汤

材料

牛肉 210 克，核桃仁 100 克，腰果 50 克，盐 5 克，葱 8 克，枸杞子适量

做法

❶ 将牛肉洗净，切块，氽烫；葱洗净切花。

❷ 核桃仁、腰果洗净备用。

❸ 汤锅上火倒入水，下入牛肉、核桃仁、腰果、枸杞子煮至熟，加入盐调味，撒入葱花即可。

养生功效

　　核桃是有名的健脑益智食物，蛋白质含量丰富，却含有极少的脂肪，此外，核桃中还含有钙、铁、磷等人体所必需的微量元素。此品可滋补肾气、补脾益气；适宜高血压、冠心病、血管硬化和糖尿病患者，以及老年人、身体虚弱者食用。

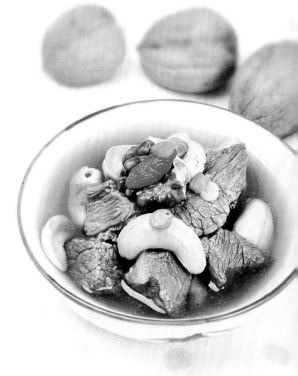

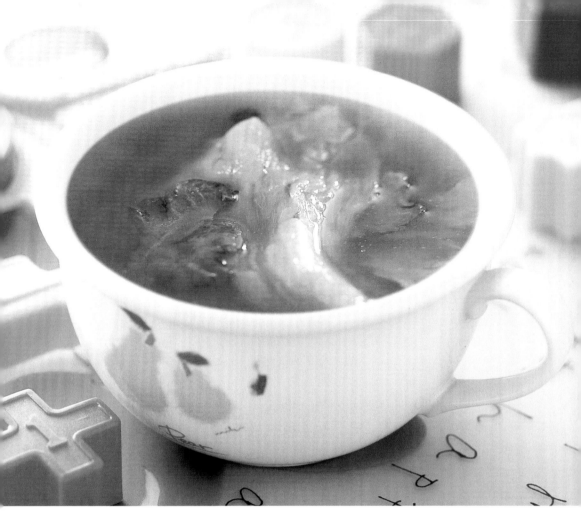

天麻川芎红枣茶

材料

天麻 6 克,川芎 5 克,红枣 10 克

做法

❶ 将天麻洗净,用淘米水泡软后切片。

❷ 将川芎、红枣洗净沥干水分。

❸ 将川芎、红枣、天麻一起放入锅中,加水
600毫升,大火煮沸,转小火续煮5分钟即
可关火,分2次饮用。

养生功效

　　天麻能息风、定惊,治眩晕、头风头痛、
肢体麻木、半身不遂、语言謇涩。川芎能行气
开郁、祛风燥湿、活血止痛,适宜淤血阻滞型
的各种病症,祛风止痛效用甚佳;红枣富含红
枣皂苷、胡萝卜素、维生素 C,能补脾和胃、
益气生津。本品具有行气活血、平肝潜阳的功
效,适合高血压、高脂血症、动脉硬化、脑梗
死等患者饮用,症见头痛、头晕、四肢麻痹等。

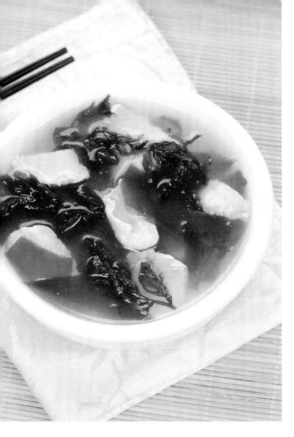

海带海藻瘦肉汤

材料

猪瘦肉 350 克，海带、海藻各适量，盐 5 克

做法

❶ 猪瘦肉洗净，切块；海带洗净，切片；海藻洗净。

❷ 将猪瘦肉用开水汆一下，去除血水。

❸ 将猪瘦肉、海带、海藻放入锅中，加入适量清水，炖2个小时至汤色变浓后，放入盐即可。

养生功效

　　海带含有丰富的碘等矿物质，并且富含膳食纤维，可以增加饱腹感，脂肪含量非常低，热量小，是减肥瘦身的佳品。此品有化痰软坚、清热消肿的功效，适宜动脉硬化、高血压、慢性气管炎、慢性肝炎、贫血、水肿等患者食用。

何首乌核桃羹

材料

大米 70 克，薏苡仁 30 克，红枣、何首乌、熟地黄、核桃仁各适量，盐 3 克

做法

❶ 大米、薏苡仁泡发洗净；红枣洗净，去核；核桃仁洗净；何首乌、熟地黄均洗净，煎汁备用。

❷ 锅上火，加适量水，倒入煮好的药汁，放入大米、薏苡仁，以大火煮至米粒开花。

❸ 加入红枣、核桃仁煮至粥呈浓稠状，加入盐拌匀即可。

养生功效

　　核桃能润肌肤、乌须发，并有补肾气、降血脂的功效。因此，本品具有滋阴养血、滋补肝肾、乌发防脱的功效，适合肝肾亏虚、须发早白、头发脱落等患者食用。

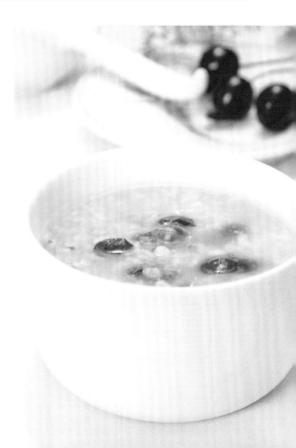

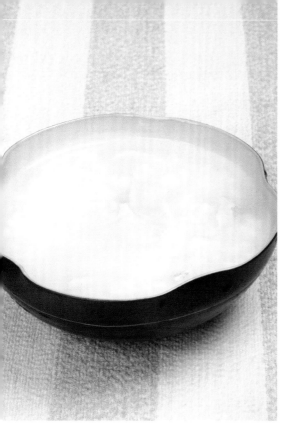

百合粳米粥

材料

百合、粳米各 50 克，冰糖适量

做法

❶ 将粳米洗净、泡发，备用。

❷ 发好的粳米倒入砂锅内，加适量水，用大火煮沸后，改小火煮40分钟。

❸ 放入百合，稍煮片刻，在起锅前，加入冰糖调味即可。

养生功效

　　百合具有滋阴、养心、安神的功效，可以改善高血压患者的睡眠状况；粳米营养丰富，易于吸收，脾胃虚弱者非常适宜食用。此粥可养心安神、养阴生津，适宜失眠、心悸患者，体虚、久病初愈、脾胃虚弱、烦渴、营养不良者食用。

酸枣仁粳米粥

材料

酸枣仁 15 克，粳米 100 克，白糖适量

做法

❶ 将酸枣仁、粳米分别洗净备用，酸枣仁用刀切成碎末。

❷ 砂锅洗净，置于火上，倒入粳米，加水煮至粥将熟，加入酸枣仁末搅拌均匀，再煮片刻。

❸ 起锅前，加入白糖拌匀即可。

养生功效

　　酸枣仁味甘、酸，性平，能滋养心肝、安神、敛汗；粳米具有健脾胃、补中气等作用。此粥可养心安神、养阴敛汗，适宜虚烦不眠、惊悸怔忡、心烦易怒、失眠多梦、虚汗患者食用。

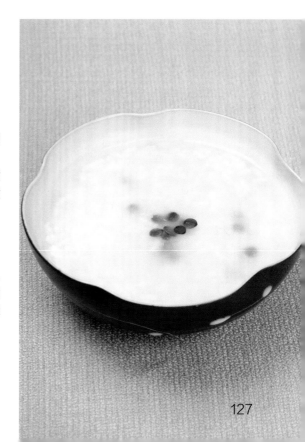

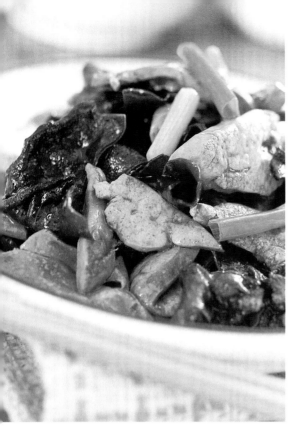

黑木耳炒鸡肝

材料

鸡肝 150 克，干黑木耳 80 克，盐 3 克，生姜丝、葱段、食用油各适量

做法

❶ 将鸡肝洗净，切片；干黑木耳泡发洗净，切丝。

❷ 炒锅烧热食用油，放生姜丝和葱段爆香，再放鸡肝片炒匀。

❸ 随后放黑木耳丝和盐，翻炒5分钟，加少许水，盖上锅盖，稍焖片刻即可。

养生功效

　　黑木耳有补血、润肠的功效，经常吃黑木耳可保护心脑血管健康。鸡肝含有丰富的蛋白质、钙、磷、铁、锌、维生素等营养物质，营养价值很高。

当归三七乌鸡汤

材料

乌鸡肉 250 克，当归 20 克，三七 8 克，盐 5 克，生抽 2 毫升

做法

❶ 把当归、三七用水冲洗干净，沥干水分后用刀把三七拍碎。

❷ 把乌鸡肉洗干净，用刀斩成大块，放入开水中余烫5分钟，取出来过冷水。

❸ 把乌鸡肉、当归、三七放入炖盅中，加水大火煮沸转小火炖3个小时，加入盐、生抽调味即可。

养生功效

　　当归可活血和血、润燥滑肠；三七能止血、散淤、消肿、定痛。因此，本品有活血补血、行气止痛、祛淤血、生新血的功效，适合心血淤阻型冠心病患者食用。

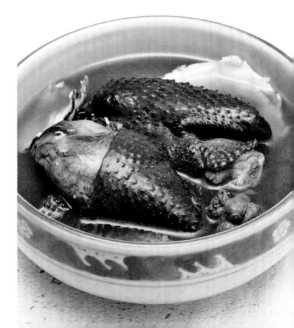

PART 4

清热解毒篇

　　寒凉性质的药材和食物均有清热解毒的功效，能减轻或解除热证，适合体质偏热，如易口渴、喜冷饮、怕热、小便黄、易便秘的人。一般人在夏季亦可食用，如夏季食用金银花可治热毒疔疮，食用西瓜可解口渴、利尿等。有清热解毒功效的代表药材有金银花、知母、黄连、栀子、菊花等；代表食材有绿豆、西瓜、苦瓜、冬瓜、梨、芹菜等。

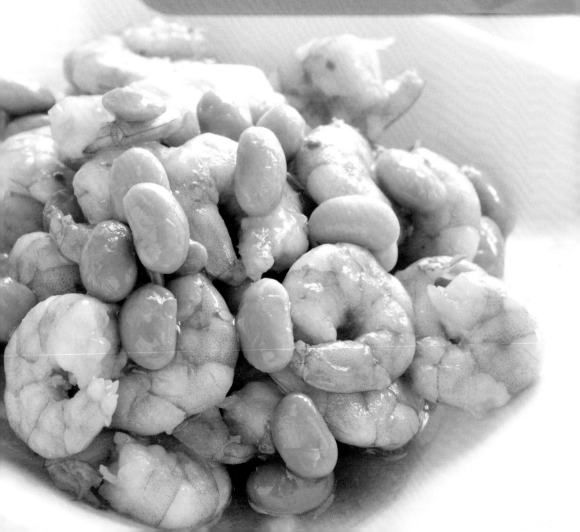

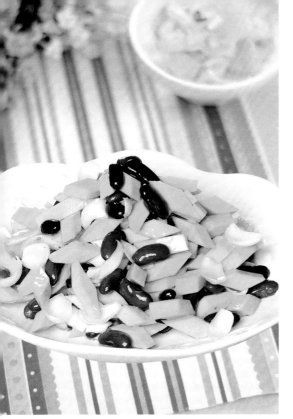

南瓜赤小豆炒百合

材料

南瓜 200 克，赤小豆、百合各 150 克，盐 3 克，鸡精 2 克，食用油适量

做法

① 南瓜去皮去籽，洗净切菱形块。

② 赤小豆泡发洗净；百合洗净备用。

③ 锅置火上，入食用油烧热，放入南瓜、赤小豆、百合一起炒至八成熟，加入适量盐、鸡精调味，然后炒至熟，装盘即可。

养生功效

赤小豆具有清热解毒、利尿消肿等作用，所以本品尤其适合尿路不畅的患者食用。还可起到润肠通便、生津止渴、养心安神的作用。

木瓜车前草猪腰汤

材料

猪腰 300 克，木瓜 200 克，车前草、茯苓各 10 克，味精、盐、白醋、食用油各适量

做法

① 将猪腰洗净，切片，氽烫；车前草、茯苓洗净备用；木瓜洗净，去皮、去籽切块。

② 净锅上火倒入食用油，放入猪腰爆炒后，加入适量水，放入盐、味精、白醋，放入木瓜、车前草、茯苓，小火煮至熟即可。

养生功效

车前草具有清热利尿的功效。此品有补益肾气、利尿通淋的功效，适宜急慢性肾炎患者、水肿胀满患者、尿路感染患者、前列腺炎或前列腺增生患者食用。

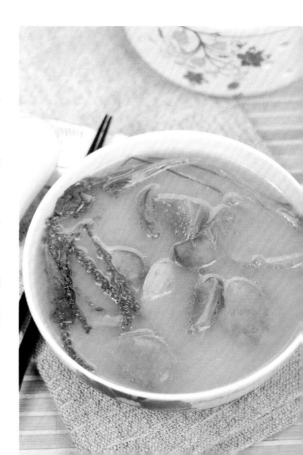

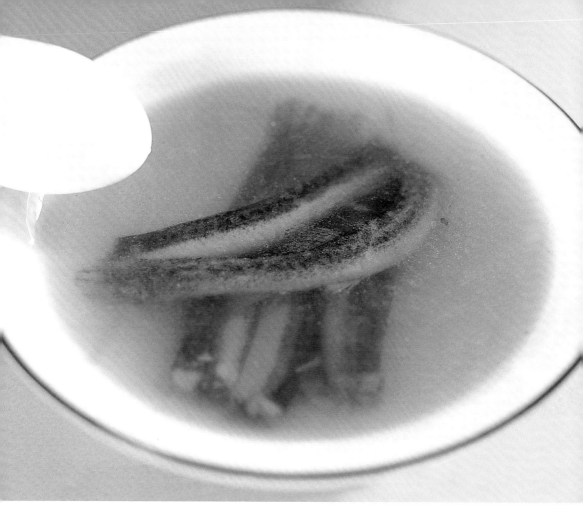

溪黄草泥鳅汤

材料

泥鳅200克，溪黄草30克，姜、盐各适量

做法

1. 将泥鳅宰杀，除去内脏，冲洗干净；姜洗净切片；溪黄草洗净沥干水分，放入锅中煎取药汁备用。
2. 将泥鳅、姜片、药汁一同放入锅中，加适量清水煮汤，用小火煮2个小时，加入盐调味即可。

养生功效

溪黄草俗称"土黄连"，具有清肝利胆、祛湿退黄、凉血散淤的功效，对痢疾、肠炎、跌打淤痛等症也有很好的功效；但长期服用溪黄草会产生一定的副作用。泥鳅含脂肪量较低，胆固醇量更少，是一种高蛋白、低脂肪的食物。泥鳅有清热利尿、解毒祛湿的功效，成年男性经常食用可滋补强身，调节性功能。此品有清热祛湿、平肝利胆的功效，适宜慢性病毒性肝炎、肝硬化患者食用，长期大量饮酒的人经常食用也非常有益。

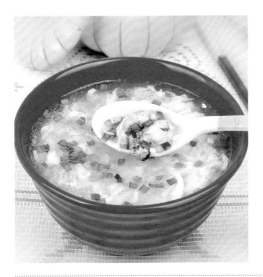

牡蛎豆腐汤

材料

牡蛎肉、豆腐各100克，鸡蛋1个，韭菜、盐、葱末、香油、红椒末、食用油、高汤各适量

做法

❶ 牡蛎肉洗净；豆腐洗净切成丝；韭菜洗净切末。

❷ 起油锅，将葱末炝香，倒入高汤，下入牡蛎肉、豆腐丝，加入盐煮至入味。

❸ 再下韭菜末、红椒末、打散的鸡蛋稍煮，淋上香油即可食用。

车前子田螺汤

材料

田螺500克，车前子50克，红枣10颗，盐适量

做法

❶ 先用清水浸养田螺1～2天，经常换水以漂去泥污，洗净，钳去尾部。

❷ 用纱布包好车前子；红枣洗净。

❸ 把所有材料放入开水锅内，大火煮沸，改小火煮2个小时，拣去药包即可。

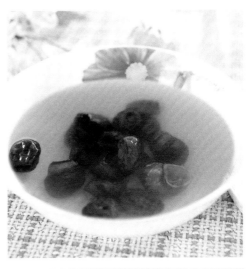

西葫芦螺肉汤

材料

田螺200克，西葫芦125克，盐3克，枸杞子、高汤各适量

做法

❶ 先用淡盐水浸养田螺1～2天，经常换水以漂去泥污，洗净，钳去尾部；西葫芦去皮，洗净切方块备用。

❷ 净锅上火倒入高汤，下入西葫芦、枸杞子、螺肉煮至熟。

❸ 加入盐即可食用。

海带猪排骨汤

材料

猪排骨 200 克，海带 50 克，黄酒、盐、味精、白糖、葱段、姜片各适量

做法

❶ 先将海带用水泡发好，洗净切丝；猪排骨洗净，斩块。

❷ 锅烧热，下猪排骨煸炒一段时间，加入黄酒、盐、白糖、葱段、姜片和适量清水，烧至猪排骨熟透，加入海带煮至入味。

❸ 加味精调味即可。

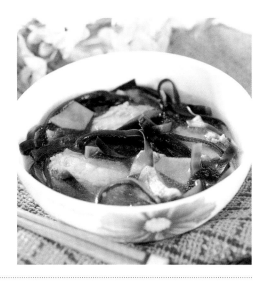

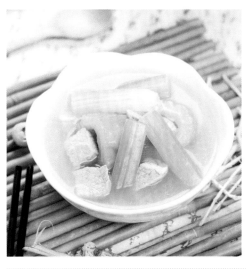

芹菜瘦肉汤

材料

芹菜 150 克，猪瘦肉 100 克，西洋参 20 克，盐 3 克

做法

❶ 芹菜洗净，去叶，切段；猪瘦肉洗净，切块；西洋参洗净，切丁，浸泡。

❷ 将猪瘦肉放入沸水中氽烫，洗去血水。

❸ 将芹菜、猪瘦肉、西洋参放入沸水锅中以小火慢炖2个小时，再改为大火，加入盐调味，拌匀即可出锅。

马蹄胡萝卜脊骨汤

材料

猪脊骨 300 克，马蹄 100 克，胡萝卜 80 克，姜片、盐、味精、料酒、葱花、高汤各适量

做法

❶ 胡萝卜洗净切块；猪脊骨斩块，放入沸水中氽烫去血水，捞出沥水；马蹄洗净去皮备用。

❷ 将高汤倒入锅中，加入马蹄、胡萝卜、猪脊骨、姜片、料酒煮1个小时，加入盐、味精调味，撒上葱花即可。

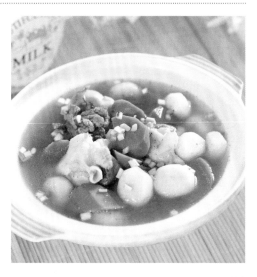

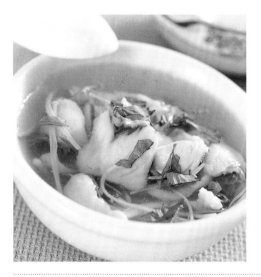

金针菇麦门冬鱼汤

材料

鱼肉 100 克，麦门冬 12 克，金针菇 30 克，香菜 20 克，盐适量

做法

❶ 香菜洗净，切段；金针菇用水浸泡，洗净，切段备用；麦门冬洗净，备用。

❷ 鱼肉洗净后，切成片。

❸ 金针菇、麦门冬加水煮沸后，再入鱼片煮5分钟，最后加香菜、盐调味即成。

茯苓西瓜冬瓜汤

材料

西瓜、冬瓜各 250 克，茯苓 30 克，薏苡仁 20 克，蜜枣 5 颗，盐适量

做法

❶ 将冬瓜、西瓜洗净，切成块；蜜枣、茯苓、薏苡仁洗净。

❷ 将1000毫升清水放入瓦锅内，煮沸后加入茯苓、薏苡仁、西瓜、冬瓜、蜜枣，大火煮开后，改用小火煮3个小时，加入盐调味即可。

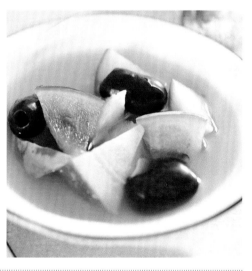

鸡肉丝瓜汤

材料

鸡脯肉 200 克，丝瓜 175 克，红甜椒片 5 克，盐 2 克，清汤适量

做法

❶ 将鸡脯肉洗净切片；丝瓜洗净切片备用。

❷ 锅上火倒入清汤，下入鸡脯肉、丝瓜、红甜椒片。

❸ 大火烧开后，转小火煲至鸡脯肉熟烂，调入盐即可。

葛根荷叶蛙肉汤

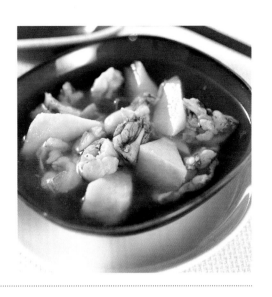

材料

蛙肉 250 克，鲜葛根 120 克，荷叶 15 克，盐 3 克

做法

❶ 将蛙肉洗净，切小块；葛根去皮，洗净，切块；荷叶洗净切丝。

❷ 把蛙肉、葛根、荷叶放入锅内，加适量清水，大火煮沸，转小火煮1个小时。

❸ 加盐调味即可。

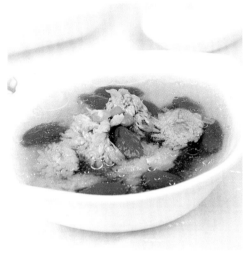

菊花枸杞子绿豆汤

材料

绿豆 30 克，菊花 6 克，枸杞子 15 克，蜂蜜适量

做法

❶ 将绿豆洗净，用温开水泡发。

❷ 将枸杞子、菊花洗净。

❸ 瓦锅内放约1500毫升水煮开，加入绿豆，大火煮开后改用中火煮约30分钟；在汤快好时放入菊花及枸杞子，即可关火，在汤低于60℃时加入蜂蜜，搅拌均匀即可。

龙胆草当归焖牛腩

材料

牛腩 750 克，竹笋 150 克，龙胆草 10 克，当归 25 克，猪骨汤 1000 毫升，大蒜末、姜末、料酒、白糖、酱油、食用油各适量

做法

❶ 牛腩洗净，汆熟，切块；竹笋洗净切块；龙胆草、当归洗净。

❷ 油锅烧热，下大蒜末、姜末、牛腩、竹笋、料酒、白糖、酱油翻炒，入猪骨汤、当归、龙胆草，用小火焖至肉熟烂即可。

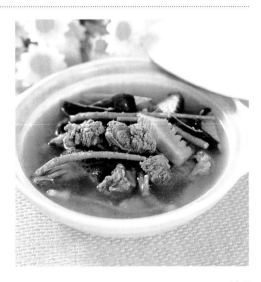

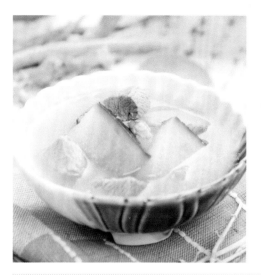

鱼腥草冬瓜瘦肉汤

材料

冬瓜 200 克，猪瘦肉 200 克，鱼腥草 100 克，盐适量

做法

❶ 猪瘦肉洗净，切块；冬瓜洗净，带皮切块；鱼腥草清洗干净，入锅加水煎取药汁，备用。

❷ 砂锅置火上，入适量水，放入除盐外的材料，兑入药汁，大火煮沸后转小火煮至肉烂熟，加盐调味即可。

罗汉果瘦肉汤

材料

猪瘦肉 500 克，罗汉果 1 个，枇杷叶 15 克，盐 5 克

做法

❶ 罗汉果洗净，打成碎块。

❷ 枇杷叶洗净，浸泡30分钟；猪瘦肉洗净，切块。

❸ 将2000毫升水煮沸后加入罗汉果、枇杷叶、猪瘦肉，大火煮开后，改用小火煮3个小时，加盐调味。

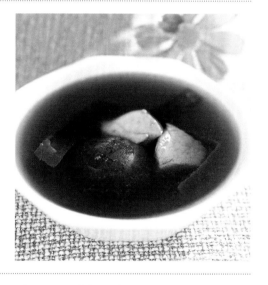

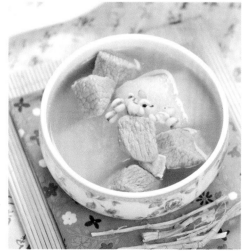

冬瓜薏苡仁瘦肉汤

材料

冬瓜 300 克，猪瘦肉 100 克，薏苡仁 20 克，盐 5 克，姜片 10 克

做法

❶ 猪瘦肉洗净，切块，汆烫；冬瓜去皮，洗净，切块；薏苡仁洗净，浸泡。

❷ 将冬瓜、猪瘦肉、薏苡仁、姜片放入炖锅中，置大火上，煮2个小时。

❸ 加入盐，转小火再稍炖即可。

鱼腥草瘦肉汤

材料

猪瘦肉 200 克，鱼腥草 30 克，盐适量

做法

❶ 鱼腥草清洗干净，切段放入锅中，加适量水，煎取药汁备用。

❷ 猪瘦肉洗净，切片，放入锅中，加入药汁和适量清水，大火煮沸后转小火煲煮30分钟，加入盐即可。

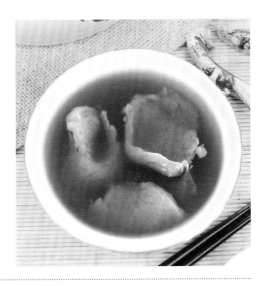

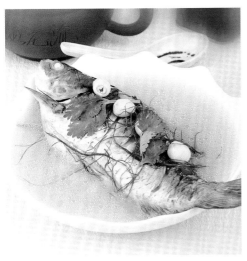

玉米须鲫鱼汤

材料

鲫鱼 450 克，玉米须 150 克，莲子 15 克，盐少许，葱段、姜片各 5 克，枸杞子、食用油、香菜各适量

做法

❶ 鲫鱼洗净，在鱼身上划几刀。

❷ 玉米须洗净；莲子洗净，去心。

❸ 油锅炝香葱段、姜片，下入鲫鱼略煎，加入水、枸杞子、玉米须、莲子煮至熟，加入盐调味，撒上香菜即可。

淡菜枸杞子乳鸽汤

材料

乳鸽 1 只，淡菜 50 克，枸杞子、红枣各适量，盐 3 克

做法

❶ 乳鸽处理干净，放入沸水中氽烫5分钟，捞起；淡菜、枸杞子、红枣均洗净泡发。

❷ 将乳鸽、枸杞子、红枣放入瓦锅内，注入水，大火煮沸，放入淡菜，改小火煮2个小时，加盐调味即可。

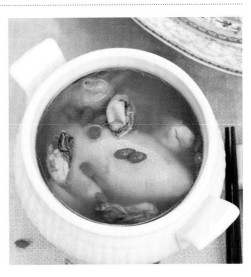

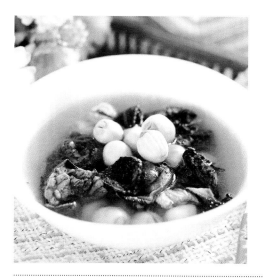

土茯苓炖乌鸡

材料

乌鸡肉 200 克，莲子 50 克，萹蓄、土茯苓、茅根各 15 克，红花 8 克，盐适量

做法

❶ 将萹蓄、土茯苓、茅根、红花、莲子洗净备用。

❷ 乌鸡肉洗净，切小块，汆去血水。

❸ 把以上材料放入炖盅内，加适量开水，炖盅加盖，小火隔水炖3个小时，至鸡肉熟烂，加盐调味即可。

杏仁白萝卜炖猪肺

材料

猪肺 250 克，白萝卜 200 克，杏仁 30 克，花菇 50 克，高汤、姜片、盐、味精各适量

做法

❶ 猪肺冲洗干净，切块；杏仁、花菇、白萝卜洗净，白萝卜切中块。

❷ 将以上材料连同高汤、姜片放入炖盅，隔水炖煮，先用大火炖30分钟，再用中火炖50分钟，后用小火炖1个小时。

❸ 加入盐、味精即可。

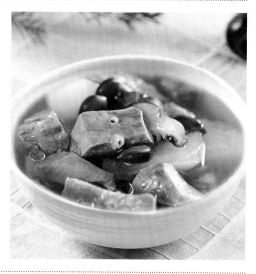

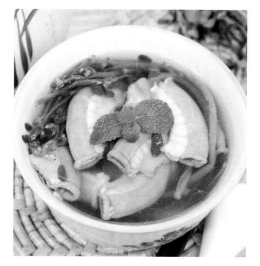

苋菜炖猪大肠

材料

猪大肠 200 克，干苋菜 100 克，枸杞子少许，盐 3 克，姜片 5 克，香菜少许

做法

❶ 猪大肠反复清洗干净，切段；干苋菜、枸杞子均洗净。

❷ 锅注水煮开，下猪大肠汆透。

❸ 将猪大肠、干苋菜、枸杞子、姜片放入炖盅内，注入清水，大火煮开后，转小火炖2个小时，加盐调味，撒上香菜即可。

薏苡仁鲫鱼汤

材料

鲫鱼1条，薏苡仁150克，冬瓜皮60克，姜3片，盐少许

做法

❶ 将鲫鱼剖洗干净，去内脏，去鳃；冬瓜皮、薏苡仁分别洗净。

❷ 将冬瓜皮、薏苡仁、鲫鱼、姜片放进汤锅内，加适量清水，盖上锅盖。

❸ 用中火煮开，转小火再煮1个小时，加盐调味即可。

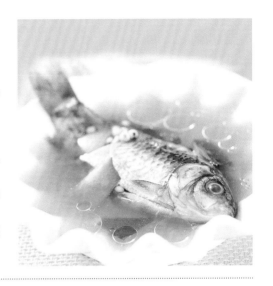

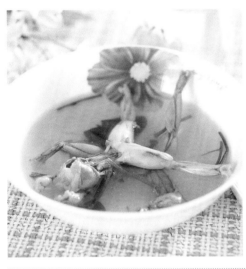

金钱草牛蛙汤

材料

牛蛙2只，金钱草30克，盐3克

做法

❶ 金钱草洗净，入锅加水，用小火煮约30分钟后，倒出药汁，除去药渣。

❷ 牛蛙宰洗干净，去皮斩块，放入砂锅内。

❸ 加入盐与药汁，一同煮至肉熟烂即可。

石韦蒸鸭

材料

鸭肉300克，石韦10克，盐、清汤各适量

做法

❶ 石韦用清水冲洗干净，放入棉布袋中，扎紧袋口。

❷ 鸭肉剔除骨头，清洗干净剁块后，与清汤、棉布袋一起上笼蒸至鸭肉熟烂。

❸ 捞起棉布袋丢弃，加盐调味即可。

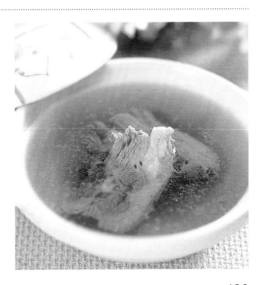

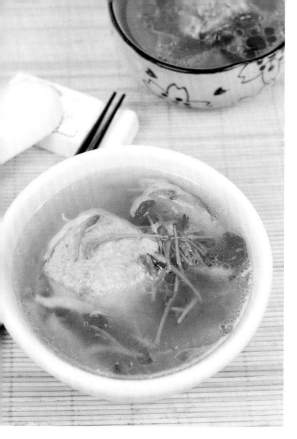

金银花老鸭汤

材料

老鸭肉 350 克，金银花、姜、枸杞子各 20 克，盐 4 克

做法

① 老鸭肉洗净，切块；金银花洗净，浸泡；姜洗净，切片；枸杞子洗净，浸泡。

② 锅中注水，煮沸，放入老鸭肉、姜片和枸杞子，以小火慢炖。

③ 1个小时后放入金银花，再炖1个小时，加入盐即可。

养生功效

　　金银花能清热解毒，治温病发热、热毒血痢、疮痈、肿毒、瘰疬、痔瘘；鸭肉具有养胃滋阴、大补虚劳、利水消肿之功效。二者合用，能清热解毒、利水消肿，对痔疮有一定的防治功效。

金银花丝瓜饮

材料

丝瓜 500 克，金银花 40 克，冰糖适量

做法

① 金银花洗净；丝瓜洗净，切成菱形块状。

② 锅中下入丝瓜、金银花，加水1000毫升，大火煮开后转中火煮5分钟即可。

③ 加入冰糖分数次饮用。

养生功效

　　丝瓜有清暑凉血、解毒通便、化痰、通经络、行血脉等功效；金银花能清热解表、疏散风热，对咽喉肿痛、湿疹等皮肤瘙痒症有一定的治疗作用。两者合用，常用于治疗风湿痹痛、湿疹、疮痈等。

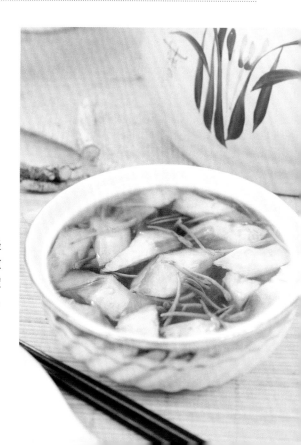

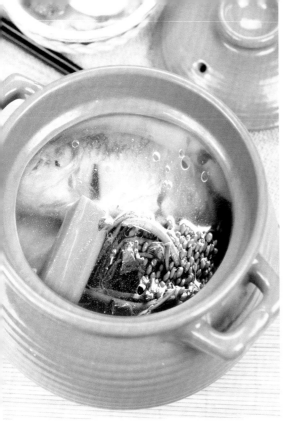

绿豆鲫鱼汤

材料

鲫鱼 1 条，西洋菜 150 克，胡萝卜 100 克，绿豆 50 克，姜片 10 克，盐、香油、食用油、高汤各适量

做法

❶ 胡萝卜去皮洗净切块；鲫鱼刮去磷，去内脏、去鳃，洗净备用；西洋菜洗净；绿豆洗净浸泡。

❷ 油锅烧热，放入鲫鱼煎炸，煎至两面呈金黄色时捞出。

❸ 砂锅置大火上，将绿豆、鲫鱼、姜片、胡萝卜全放入锅内，倒入高汤，大火煮约40分钟，放入西洋菜稍煮，加入盐，淋上香油即可。

养生功效

　　本品具有清热解毒、利尿除湿的功效。

枸杞子蛙肉汤

材料

蛙肉 100 克，姜少许，枸杞子 10 克，盐适量

做法

❶ 蛙肉洗净剁块，氽烫后捞出备用。

❷ 姜洗净，切丝；枸杞子以清水泡软。

❸ 锅中加1500毫升水煮沸，放入蛙肉、枸杞子、姜丝，煮沸后转中火续煮2~3分钟，等蛙肉熟透，加盐调味即可。

养生功效

　　蛙肉有清热解毒、消肿止痛的功效；枸杞子能滋肾润肺、清肝明目。因此，此汤具有清热消肿、滋阴生津、清肝明目的功效。

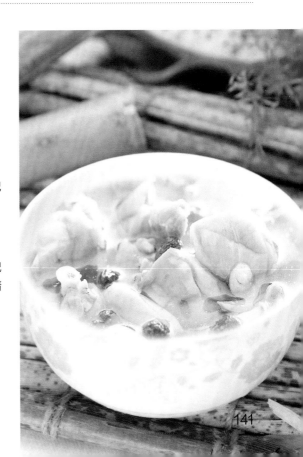

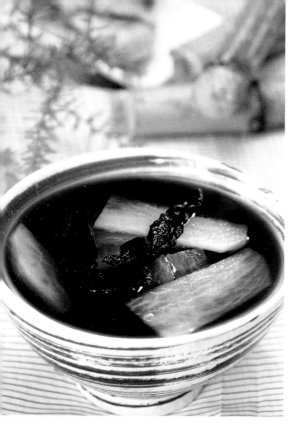

玄参蒸萝卜

材料

白萝卜 300 克，玄参 15 克，蜂蜜 30 毫升，黄酒 20 毫升

做法

❶ 将白萝卜洗净，切成薄片；玄参洗净，用黄酒浸润备用。

❷ 用碗放入2层白萝卜，再放入1层玄参，淋上蜂蜜10毫升、黄酒5毫升。

❸ 依次放置，余下的蜂蜜加冷水20毫升，倒入碗中，大火隔水蒸2个小时即可。

养生功效

玄参能滋阴降火、除烦解毒，治热病伤阴、舌绛烦渴、咽喉肿痛、白喉；白萝卜能化痰清热、帮助消化、化积滞，对食积腹胀、咳痰失音、消渴等症有一定的食疗作用。

茯苓菊花猪瘦肉汤

材料

猪瘦肉 400 克，茯苓 20 克，菊花、白芝麻各适量，盐 4 克

做法

❶ 将猪瘦肉洗净，切块；茯苓洗净，切片；菊花、白芝麻洗净。

❷ 将猪瘦肉放入煮锅中汆烫，捞出备用；将猪瘦肉、茯苓、菊花放入炖锅中，加入适量清水，炖2个小时。

❸ 加入盐，撒上白芝麻关火，加盖闷一下即可。

养生功效

此汤具有滋阴润燥、益气补虚、利水渗湿、疏风散热的功效，对水肿、目赤火旺、热病伤津、便秘、燥咳等症也有一定的食疗作用。

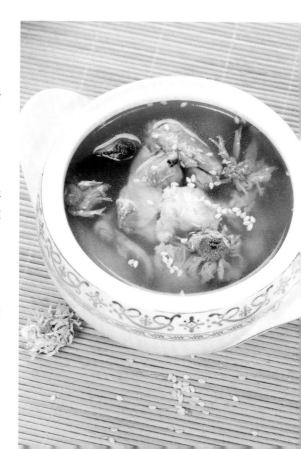

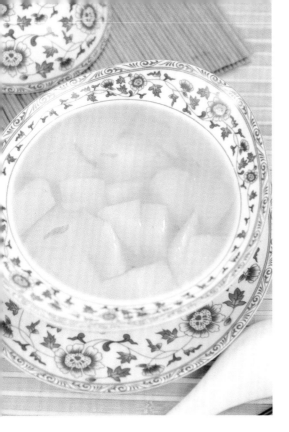

川贝母炖梨

材料
雪梨1个，川贝母10克，冰糖20克

做法

❶ 雪梨削皮去核，切块备用。

❷ 净锅置火上，放入500毫升清水，将川贝母、冰糖、梨一起放入盅内，加水至七分满，放入锅内，隔水炖30分钟即可。

养生功效

　　川贝母可润肺、止咳、化痰；梨含钙、磷、铁等矿物质和多种维生素等，具有降低血压、养阴清热的功效。本品美味香甜，具有非常好的清热润肺、排毒养颜效果，不仅能止咳化痰，还能滋润肌肤，让肌肤润滑有光泽。

薏苡仁土豆汤

材料
土豆200克，薏苡仁50克，料酒10毫升，荷叶20克，姜5克，葱10克，盐3克，味精2克，香油15毫升，香菜少许

做法

❶ 将薏苡仁洗净，去杂质；土豆去皮，洗净，切3厘米见方的块；荷叶洗净；姜洗净拍松；葱洗净切段。

❷ 将薏苡仁、土豆、荷叶、姜、葱、料酒同放炖锅内，加水，置大火上煮沸。

❸ 转小火炖煮35分钟，加入盐、味精、香油，放上香菜即成。

养生功效

　　此汤适宜暑热烦渴、头痛眩晕、水肿、食少腹胀者食用。土豆中含有丰富的膳食纤维，多食能润肠通便。

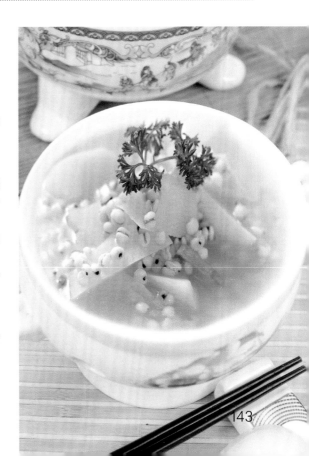

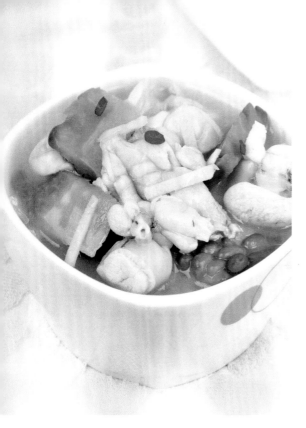

苦瓜牛蛙汤

材料

牛蛙 250 克，苦瓜 200 克，冬瓜 100 克，清汤适量，盐 5 克，姜丝 3 克，枸杞子少许

做法

① 将苦瓜去籽，洗净，切厚片，用盐水稍泡；冬瓜洗净，切片备用。

② 牛蛙洗净，斩块，氽烫备用。

③ 锅上火倒入清汤，加入盐、姜丝煮开，入牛蛙、苦瓜、冬瓜、枸杞子煮至熟即可。

养生功效

　　牛蛙是一种高蛋白、低脂肪、低胆固醇的营养食物，非常适合高血压、高脂血症及肥胖患者食用；苦瓜能清热解暑、明目解毒；冬瓜可清热化痰、除烦止渴。本品具有清热利尿、祛湿消肿等功效，适合尿路感染引起的尿道刺痛、小便不利的患者食用。

蒲公英莲藕瘦肉汤

材料

莲藕 300 克，猪瘦肉 250 克，赤小豆 50 克，蒲公英 15 克，姜丝、葱末各适量，盐、味精、料酒各适量

做法

① 将猪瘦肉洗净，切块；莲藕去节，去皮，洗净，切段；赤小豆去杂质，洗净备用；蒲公英洗净，用纱布包好，扎紧。

② 锅内加适量水，放入猪肉、莲藕、赤小豆、蒲公英药袋，大火煮沸，用小火煮 1 个小时，最后加姜丝、葱末、盐、味精、料酒调味即可。

养生功效

　　蒲公英可清热解毒、消肿散结。此汤对辅助治疗风湿性关节炎有一定的食疗作用。

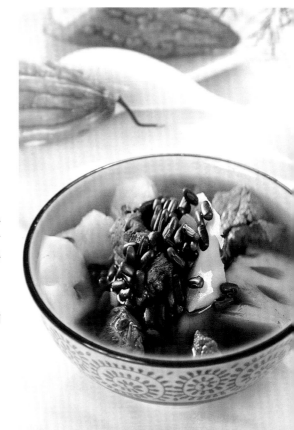

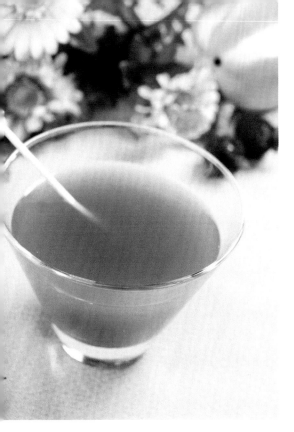

桑葚橘子汁

材料

桑葚 80 克，橘子 2 个，芦荟、冰块各适量

做法

1. 将桑葚、芦荟洗净；橘子去皮，备用。
2. 将桑葚、橘子、芦荟一同放入果汁机中搅打成汁。
3. 最后加入冰块即可。

养生功效

桑葚性寒、味甘，具有滋阴补血、生津润燥、润肠排毒的作用；橘子酸甜可口，富含维生素 C，相对于橘子饮品来说，新鲜橘子汁更有营养。此品味道极好，且用新鲜水果做成，避免添加防腐剂，是天然绿色的饮品；可滋阴补肾、清热生津，适用于口干口渴、咽干、口腔溃疡等症。

土茯苓蘑菇鳝鱼汤

材料

鳝鱼、蘑菇各 100 克，当归 8 克，土茯苓、赤芍各 10 克，盐 5 克，米酒 10 毫升

做法

1. 将鳝鱼洗净，切小段；当归、土茯苓、赤芍、蘑菇洗净。
2. 将鳝鱼、蘑菇、当归、土茯苓、赤芍放入锅中，以大火煮沸后转小火续煮20分钟。
3. 加入盐、米酒即可。

养生功效

蘑菇的抗氧化能力很强，能有效延缓人体衰老，且含有丰富的维生素 D，有益于骨骼健康；土茯苓可祛风除湿、清热解毒；鳝鱼可祛风通络。三者合用，对风湿热痹型风湿性关节炎有很好的疗效。

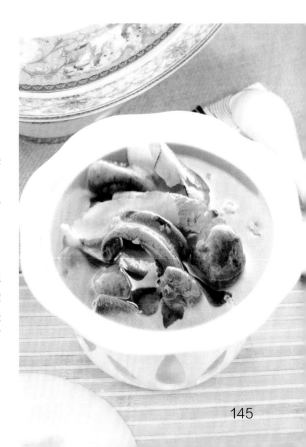

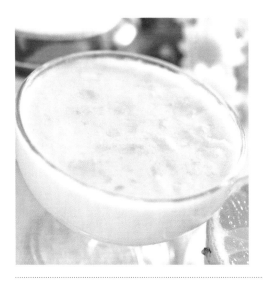

香蕉蜂蜜牛奶

材料

热牛奶 200 毫升，香蕉半根，蜂蜜 10 毫升，橙子半个

做法

❶ 香蕉、橙子去皮，与蜂蜜一起放入果汁机内搅拌。

❷ 待搅至黏稠状时，冲入热牛奶，再搅拌10秒钟。

❸ 待温度适宜后即可食用。

通草车前子茶

材料

通草、车前子、玉米须各 5 克，白糖 15 克

做法

❶ 将通草、车前子、玉米须洗净，放入锅中，加350毫升水煮茶。

❷ 大火煮开后，转小火续煮15分钟。

❸ 最后加入白糖，搅拌均匀即成。

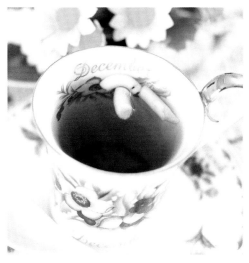

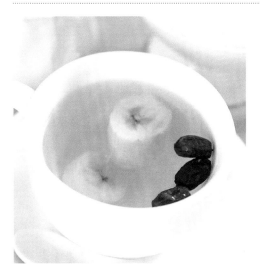

红枣香蕉冰糖茶

材料

香蕉 2 根，红枣、冰糖各适量

做法

❶ 香蕉剥皮，切段备用；红枣洗净去核。

❷ 锅中放入冰糖、红枣，加适量水，大火煮开，转小火续煮15分钟。

❸ 最后放入香蕉续煮10分钟即可。

生地黄绿茶

材料

绿茶 6 克，生地黄 5 克，冰糖适量

做法

① 将绿茶、生地黄洗净沥干水分。

② 先将生地黄入锅，放入适量清水，大火煮沸转小火煮30分钟即可关火。

③ 放入绿茶，加入冰糖，加盖闷5分钟后，即可饮用。

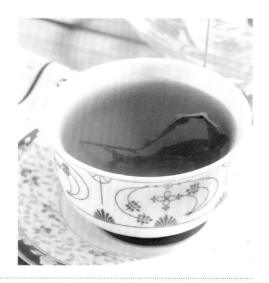

桑白皮杏仁茶

材料

桑白皮、杏仁、枇杷叶各 10 克，桑叶 20 克，绿茶 12 克，红糖 10 克

做法

① 将杏仁用清水洗净，打碎备用。

② 桑白皮、绿茶、枇杷叶、桑叶分别用清水洗净，与杏仁一起放入锅中，注入适量清水，煎汁，去渣。

③ 加入红糖拌匀，即可饮用。

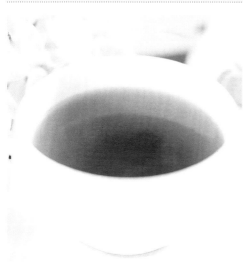

银耳马蹄糖水

材料

银耳 150 克，马蹄 12 粒，冰糖 10 克，枸杞子少许

做法

① 将银耳放入冷水中泡发后，洗净；马蹄去皮，切块。

② 锅中加入适量水，待水煮开后下入银耳、马蹄煮30分钟。

③ 待熟后，再加入枸杞子，下入冰糖煮至溶化即可。

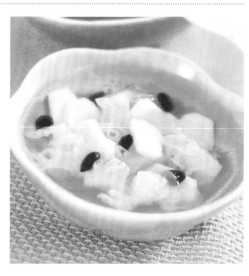

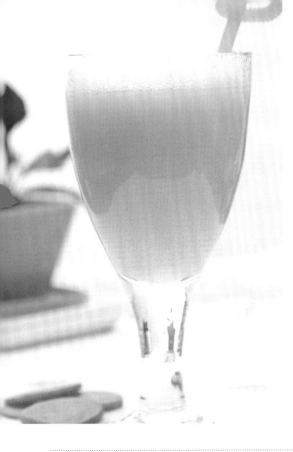

狝猴桃薄荷汁

材料
猕猴桃 1 个，苹果半个，薄荷叶适量

做法
1. 猕猴桃洗净，削皮，切成4块；苹果削皮，去核，切块。
2. 将薄荷叶洗净，放入榨汁机中搅碎，再加入猕猴桃、苹果块，搅打成汁即可。

养生功效
　　猕猴桃味道酸甜、性寒，可以调中理气、生津润燥、解热除烦，富含的维生素 C 和维生素 E，能够美白皮肤、消除雀斑和暗疮，并能抵抗皮肤衰老。此品有疏散风热、止渴利尿的功效；适宜外感风热者、头痛目赤者、咽喉肿痛者、维生素缺乏者饮用。

薄荷绿茶

材料
绿茶 10 克，薄荷叶 3 克，冰糖适量

做法
1. 将薄荷叶、绿茶均洗净备用
2. 净锅置于火上，加入400毫升清水，大火煮沸后倒入杯中，将薄荷叶、绿茶放在杯中，加盖闷5分钟。
3. 将冰糖放入，调匀即可饮用。

养生功效
　　薄荷能疏风散热、辟秽解毒，治外感风热头痛、目赤、咽喉肿痛、食滞腹胀、口疮；绿茶叶中的有机化学成分和无机矿物元素含有许多营养成分和药效成分，能辅助治疗炎症。因此，本品可清咽利喉，对慢性咽炎有一定的食疗效果。

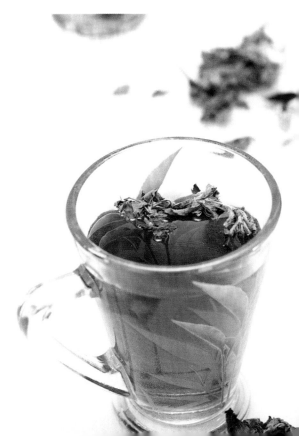

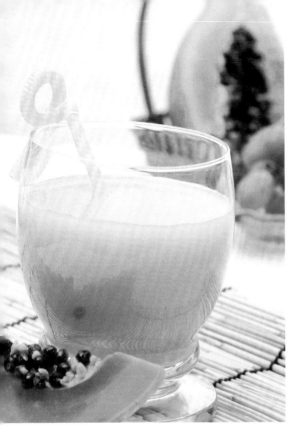

木瓜菠萝汁

材料

木瓜半个，菠萝 60 克，柠檬汁适量，冰水 150 毫升

做法

1. 将木瓜和菠萝去皮后洗净，备用。
2. 将木瓜和菠萝均切成大小适当的块。
3. 将木瓜、菠萝、柠檬汁、冰水放入榨汁机一起搅打成汁。

养生功效

木瓜能舒筋络、活筋骨、降血压，主治肌肤麻木、关节肿痛、霍乱大吐、手足痉挛；菠萝具有清暑解渴、消食止泻、养颜瘦身、祛湿等功效。因此，本品具有清热利湿、消肿止痛的功效，可加快机体代谢，适合痛风，症见关节肿大疼痛的患者饮用。

丹参槐花酒

材料

丹参、槐花各 300 克，米酒适量

做法

1. 摘取新鲜的槐花，去除杂质，放入清水中洗净，捞起沥干水分后切碎备用；丹参洗净切碎；将丹参、槐花放入适量的米酒中浸泡15天。
2. 滤出药渣压榨出汁，将药汁与药酒合并。
3. 再加入适量米酒，过滤后装入瓶中即可。

养生功效

槐花味道清香甘甜，同时还具有清热解毒、凉血止血的功效；丹参既止血又活血；米酒能活血化瘀、益气补虚。三者合用，对血瘀、血热引起的阴茎异常勃起症有一定疗效。

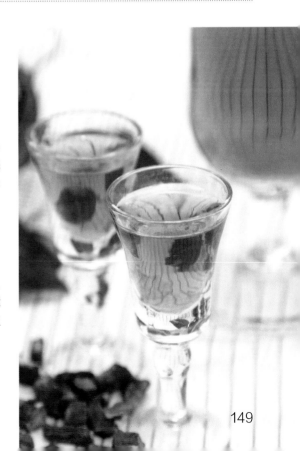

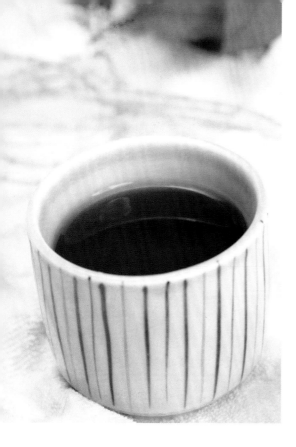

马蹄茅根茶

材料

鲜马蹄、鲜茅根各 100 克，白糖少许

做法

❶ 鲜马蹄、鲜茅根分别用清水洗净，马蹄去皮，与茅根一并切成碎块备用。

❷ 锅洗净，置火上，注入适量清水，以大火煮沸，将鲜马蹄、鲜茅根一起入沸水煮20分钟左右，去渣。

❸ 加适量白糖调匀即可。

养生功效

马蹄具有清热解毒、凉血生津、利尿消肿、消食除胀的功效；茅根能凉血、止血、清热、利尿。因此，本品具有凉血止血、利尿通淋的作用，可用于尿道刺痛、排尿不畅、肾结石、尿路结石等症的辅助治疗。

芹菜果汁

材料

芹菜梗 100 克，西红柿 1 个，葡萄柚 1 瓣，蜂蜜少许

做法

❶ 芹菜梗洗净切段；西红柿洗净切块；葡萄柚洗净，挤汁。

❷ 将芹菜梗、西红柿、葡萄柚一起放入果汁机中搅打成汁。

❸ 加蜂蜜调味即可。

养生功效

葡萄柚中含有能降低胆固醇的天然果胶，是高血压和心血管疾病患者的首选食疗水果；芹菜能清热除烦、利水消肿，对水肿、小便赤涩有一定疗效；西红柿具有降压利尿、凉血平肝的功效。因此，此汁能清热凉血、利水、降压，适宜脂肪肝、肥胖症、高血压患者饮用。

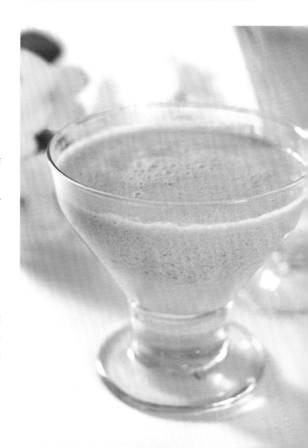

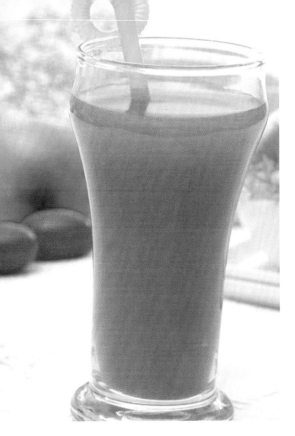

西瓜汁

材料

西瓜 200 克，包菜 20 克，柠檬 1/4 个

做法

❶ 将西瓜去皮去籽；包菜洗净，均切成大小适当的块。

❷ 柠檬洗净，切片。

❸ 将西瓜、包菜、柠檬放入榨汁机内搅打成汁，滤出果肉即可。

养生功效

　　西瓜味甘甜、性寒，有生津止渴、清热解暑、利尿除烦的功效，虚寒体质的人不宜多吃，一般人也不可一次吃太多或长期大量食用。此品有清热消暑、止渴利尿的功效，适宜水肿、发热烦渴或急性病高热不退、口干、口疮等症患者饮用。

马齿苋荠菜汁

材料

鲜马齿苋、鲜荠菜各 50 克，萆薢 10 克

做法

❶ 把马齿苋、荠菜洗净，在温开水中浸泡30分钟，取出后连根切碎，放入榨汁机中，榨成汁。

❷ 把榨好的马齿苋、荠菜渣及萆薢用温开水浸泡10分钟，重复绞榨取汁，合并两次的汁，放在锅里，用小火煮沸即可。

养生功效

　　马齿苋具有清热解毒、凉血止血的功效；荠菜可凉血止血、利尿除湿。此品可清热、解毒、利湿，对急性前列腺炎、尿路感染、痢疾、血精症均有疗效。

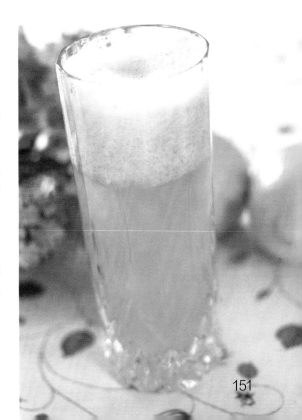

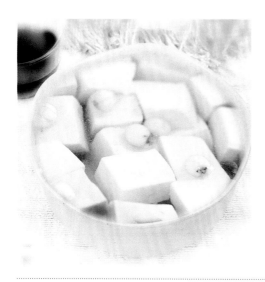

川贝母炖豆腐

材料

豆腐 300 克，川贝母 25 克，蒲公英 20 克，冰糖适量

做法

❶ 川贝母洗净；冰糖打成粉碎；蒲公英洗净，煎取药汁去渣备用；豆腐洗净，切块备用。

❷ 豆腐放炖盅内，上面放川贝母、冰糖、药汁，盖好，隔开水以小火炖约1个小时，吃豆腐及川贝母。

苦瓜虾仁

材料

苦瓜 200 克，虾仁 150 克，圣女果 1 个，淀粉、食用油、盐、香油各适量

做法

❶ 苦瓜洗净，剖开去瓤，切成薄片，放在盐水中焯一下，装入盘中；圣女果洗净。

❷ 虾仁洗净，用盐和淀粉腌5分钟，下入油锅滑炒至呈玉白色。

❸ 将虾仁捞出，放在苦瓜上，再淋上香油，摆上圣女果即可。

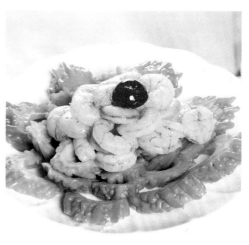

紫苏叶卷大蒜

材料

大蒜 200 克，紫苏叶 150 克，盐 2 克，酱油 5 毫升，白糖 3 克，香油 3 毫升

做法

❶ 紫苏叶、大蒜用凉开水冲洗后，大蒜去皮沥干。

❷ 将紫苏叶、大蒜放在糖盐水中泡30分钟，中途换3次水，取出沥干。

❸ 把大蒜分别卷在紫苏叶中，将酱油、香油调匀，蘸酱食用。

蒜蓉丝瓜

材料

丝瓜 300 克，大蒜 20 克，盐 3 克，生抽少许，食用油适量

做法

❶ 丝瓜去皮后洗净，切成块状，排入盘中。

❷ 大蒜去皮，剁成蓉，下入油锅中爆香，再加入盐、生抽拌匀，舀出均匀地淋于丝瓜排上。

❸ 将丝瓜入锅蒸5分钟即可。

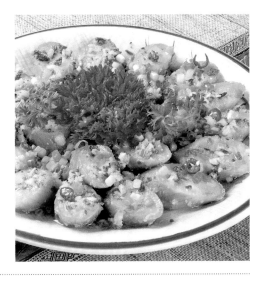

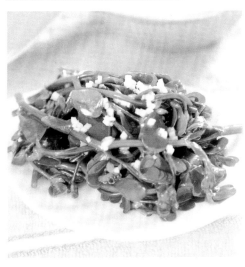

蒜蓉马齿苋

材料

马齿苋 300 克，大蒜 10 克，盐 3 克，食用油适量

做法

❶ 马齿苋洗净；大蒜洗净，去皮，剁成蓉。

❷ 将洗净的马齿苋下入沸水中稍焯后，捞出，沥干水分。

❸ 锅中加食用油烧热，下入大蒜蓉爆香后，再下入马齿苋、盐翻炒均匀即可。

杏仁拌苦瓜

材料

苦瓜 250 克，杏仁 50 克，枸杞子 10 克，香油、盐、鸡精各适量

做法

❶ 苦瓜剖开，去瓤，洗净切成薄片，放入沸水中焯至断生，捞出沥干。

❷ 杏仁用温水泡一下，撕去外皮，掰成两瓣，放入开水中烫熟；枸杞子洗净泡发。

❸ 将香油、盐、鸡精与苦瓜搅拌均匀，撒上杏仁、枸杞子即可。

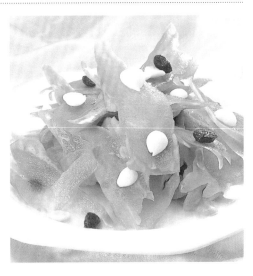

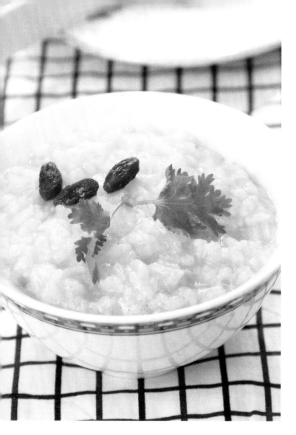

竹叶生地黄粥

材料

大米 100 克，竹叶、生地黄各适量，枸杞子 10 克，香菜少许，盐 2 克

做法

❶ 大米泡发洗净；竹叶、生地黄均洗净，加适量清水熬煮，滤出渣叶，取汁待用；枸杞子洗净备用。

❷ 锅置火上，加适量水，下大米，大火煮开后倒入已经熬煮好的汁液、枸杞子。

❸ 以小火煮至粥呈浓稠状，加入盐拌匀，放入香菜即可。

养生功效

　　竹叶是一味传统的清热解毒药，可生津利尿、清热除烦；生地黄具有滋阴清热、凉血止血的功效，对阴虚火旺引起的阴茎异常勃起症有很好的疗效。

茭白紫菜粥

材料

大米 100 克，茭白、紫菜各 15 克，盐 3 克，五香粉 3 克，香油 5 毫升，葱、姜末各少许

做法

❶ 茭白、紫菜洗净；大米泡发洗净；葱洗净切花。

❷ 锅置火上注水，入大米，大火煮开。

❸ 入茭白、紫菜、姜末，用小火煮至粥成，加入盐、五香粉、香油，撒上葱花即可。

养生功效

　　茭白可清热解毒、通便排毒；紫菜中维生素 B_{12} 的含量很高，有预防衰老和记忆力减退，改善忧郁症之功效。此品有清热解毒、利尿消肿、润肠通便的功效，适宜淋巴结核、淋病、胃溃疡、水肿、便秘等患者食用。

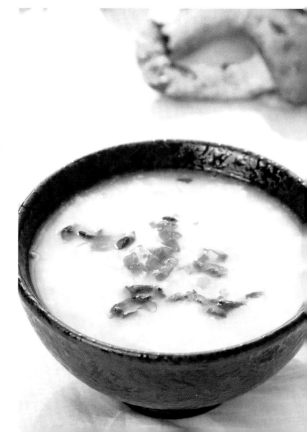

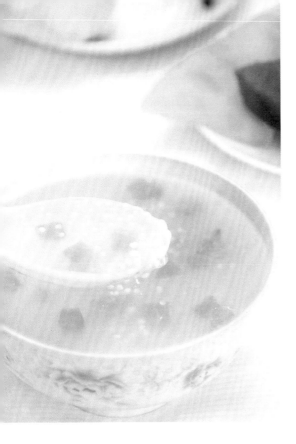

猕猴桃西米露

材料

鲜猕猴桃 200 克，西米 100 克，白糖适量

做法

1. 将猕猴桃冲洗干净，去皮，取瓤切粒；西米用清水浸泡发好。
2. 取锅放入清水，大火煮开，加入猕猴桃、西米，大火煮沸。
3. 再改用小火略煮，然后加入白糖搅拌均匀即成。

养生功效

　　猕猴桃味甘、酸，性寒，入脾、胃经，具有解热止渴、生津益胃等功效；西米可健脾、补肺、化痰。两者合用，适宜烦热、黄疸、石淋、咽干、痔疮等患者食用。

泽泻枸杞子粥

材料

大米 80 克，泽泻、枸杞子各适量，盐 3 克，青菜丝少许

做法

1. 大米泡发洗净；枸杞子洗净；泽泻洗净，加水煮好，取汁待用。
2. 锅置火上，加入适量清水，放入大米、枸杞子以大火煮开。
3. 再倒入熬煮好的泽泻汁，以小火煮至浓稠状，撒上青菜丝，加入盐即可。

养生功效

　　枸杞子能滋肾润肺、补肝明目；泽泻能利水、渗湿、泄热；大米能补中益气、健脾养胃。三者合用，有利小便、清湿热、降脂瘦身的功效，适合脂肪肝、小便不利、肥胖等患者食用。

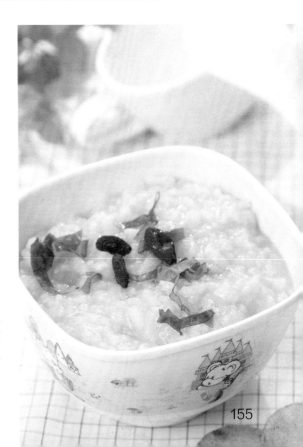

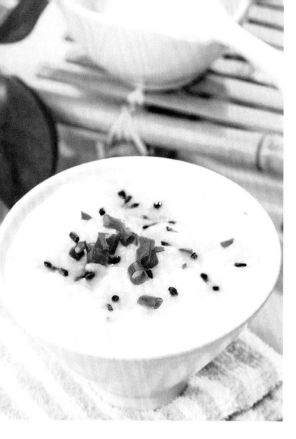

决明子粥

材料

大米 100 克，决明子适量，盐 2 克，葱 8 克

做法

❶ 大米淘洗干净后泡发；决明子洗净；葱洗净，切花。

❷ 锅置火上，倒入清水，放入大米，以大火煮至米粒开花。

❸ 加入决明子煮至粥呈浓稠状，调入盐拌匀，再撒上葱花即可。

养生功效

决明子能清肝明目、润肠通便，治风热赤眼、高血压、肝炎、肝硬化、腹水；大米能补中益气、健脾养胃。此粥能清热平肝，对便秘、口腔溃疡、水肿有很好的防治作用。

山药茅根粥

材料

大米 100 克，鲜山药 30 克，茅根 15 克，盐 3 克，葱少许

做法

❶ 山药去皮洗净，切块；茅根洗净；大米洗净，泡发；葱洗净，切花。

❷ 锅置火上，将大米、山药、茅根一起放入锅中，再加入适量水，用大火煮开。

❸ 最后改用小火煮至粥浓稠时，加入盐调味，撒上葱花即可。

养生功效

茅根能凉血、止血、清热、利尿；山药能补脾养胃、生津益肺、补肾涩精，用于脾虚食少、久泻不止、肾虚遗精、尿频、消渴等。因此，本品具有清热、利尿的功效，适合尿路结石的患者食用。

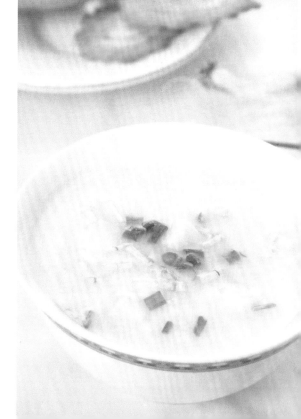

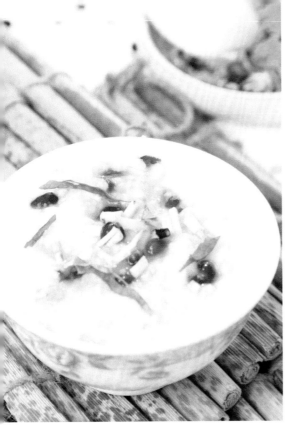

茅根赤小豆甜粥

材料
粳米 80 克，鲜茅根、赤小豆各适量，白糖 3 克，青菜丝少许

做法
1. 粳米泡发洗净；鲜茅根洗净，切段；赤小豆泡发洗净。
2. 锅置火上，倒入清水，放入粳米与赤小豆，以大火煮开。
3. 加入鲜茅根煮至浓稠状，撒上青菜丝，加入白糖拌匀即可。

养生功效
　　茅根味甘、性寒，具有清热生津、利尿通淋的功效，但脾胃虚寒者不宜食用。此外，切茅根时忌使用铁器，也不宜用水浸泡过长时间，以免营养成分流失。此品有清热消暑、利尿消肿的功效，适宜水肿、小便不利患者食用。

玉米车前子粥

材料
大米 120 克，玉米粒 80 克，车前子适量，盐 2 克

做法
1. 玉米粒和大米一起泡发，再洗净；车前子洗净，捞起沥干水分。
2. 锅置火上，加入玉米粒和大米，再倒入适量清水煮开。
3. 放入车前子同煮至粥呈糊状，加入盐拌匀即可。

养生功效
　　车前子具有清热利湿、利尿通淋的功效。此粥有清热、利水、通淋的功效，适宜水肿、脚气病、前列腺增生、小便不利、目赤肿痛、小便赤涩者食用。

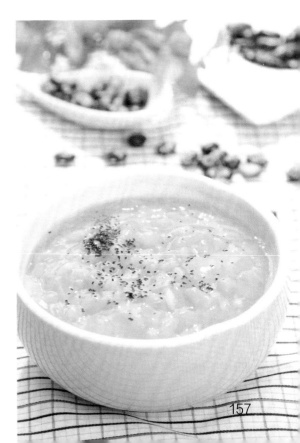

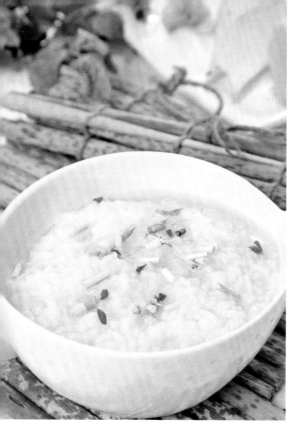

茅根冰糖粥

材料

大米 100 克，枸杞子、鲜茅根各适量，冰糖 10 克

做法

❶ 大米泡发洗净；鲜茅根洗净，切段；枸杞子洗净切碎。

❷ 锅置火上，倒入清水，放入大米，以大火煮至米粒开花，加入茅根、枸杞子，煮至浓稠状，加入冰糖溶化即可。

养生功效

　　粳米味甘淡、性平，能益脾胃、除烦渴，用于呕吐、泻痢所致的脾胃虚弱、胃气不足、口干渴等症状；茅根具有清热利尿、凉血止血的功效，对尿道炎、前列腺炎、急性肾炎、急性肾盂肾炎、膀胱炎皆有很好的辅助疗效。

白菜薏苡仁粥

材料

大米、薏苡仁各 50 克，芹菜、白菜各适量，盐少许

做法

❶ 大米、薏苡仁均泡发洗净；芹菜、白菜均洗净，切碎。

❷ 锅置火上，倒入清水，放入大米、薏苡仁煮至米粒开花。

❸ 加入芹菜、白菜煮至粥浓稠时，调入盐拌匀即可。

养生功效

　　白菜味道鲜美，含有丰富的膳食纤维，并且含有大量水分，而热量很低；薏苡仁具有利水消肿、健脾祛湿、舒筋除痹、清热排脓的功效。本品可清热利水、解毒排脓，患有前列腺炎的男性可经常食用。

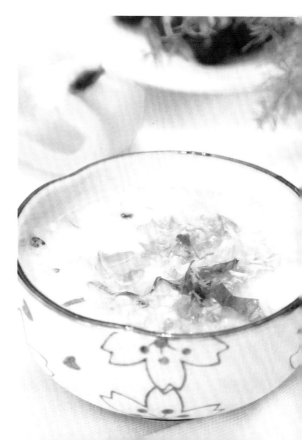

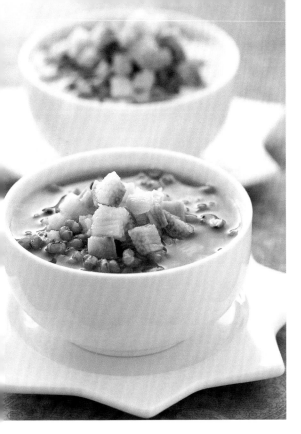

山药绿豆汤

材料

绿豆 200 克，鲜山药 100 克，白糖适量

做法

❶ 鲜山药去皮，洗净，切成小丁备用；绿豆淘洗干净，用清水浸泡4个小时，备用。

❷ 砂锅置火上，加入适量清水，下入绿豆，大火煮沸后转小火煮至绿豆开花，放入山药丁熬煮至烂熟，加白糖调味即可。

养生功效

　　绿豆性味甘寒，入心、胃经，具有清热解毒、消暑利尿的功效；山药具有补肺益肾、滋补亏损的功效，两者合煮成汤，具有补心安神、健脾益胃、清热解毒的功效，也适宜糖尿病患者，腹胀、病后虚弱、腹泻者食用。

薏苡仁玉米粥

材料

大米 60 克，薏苡仁 40 克，玉米粒、绿豆各 30 克，盐 2 克

做法

❶ 大米、薏苡仁、绿豆均泡发洗净；玉米粒洗净。

❷ 锅置火上，倒入适量清水，放入大米、薏苡仁、绿豆，以大火煮至开花。

❸ 加入玉米粒煮至浓稠状，加入盐即可。

养生功效

　　薏苡仁性凉、味甘淡，有健脾益胃的功效；绿豆具有降压降脂、调和五脏、清热解毒、消暑止渴、利水消肿的功效。此粥具有清热解毒、利水消肿的功效，适宜尿路感染患者食用。

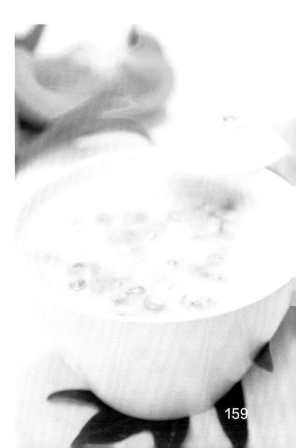

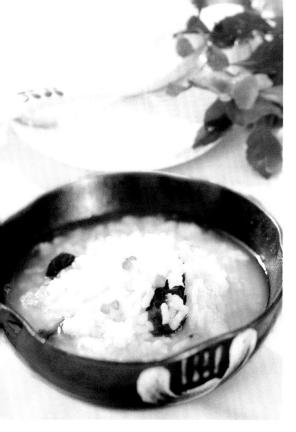

生地黄绿豆粥

材料

大米、绿豆各 50 克，生地黄 15 克，姜片少许，蜂蜜适量

做法

❶ 把生地黄洗净；绿豆、大米淘洗干净。

❷ 大米、姜片、绿豆加水煮粥，粥快成时加入生地黄，改用小火慢煎，待熟后拣出姜片，待冷后加蜂蜜，搅匀即可。

养生功效

　　生地黄可清热解毒、凉血生津；绿豆可消暑止渴、清热解毒。二者熬煮成粥具有清热凉血、解毒消肿的功效。

绿豆薏苡仁粥

材料

薏苡仁 20 克，绿豆 10 克，低脂奶粉 25 克

做法

❶ 先将绿豆与薏苡仁洗净，浸泡大约2个小时即可。

❷ 砂锅洗净，将绿豆与薏苡仁加入水中煮沸，待水煮开后转小火，将绿豆煮至熟透、汤汁呈黏稠状。

❸ 滤出绿豆、薏苡仁中的水，加入低脂奶粉搅拌均匀后，再倒入绿豆、薏苡仁中调匀即可。

养生功效

　　绿豆具有降压降脂、调和五脏、清热解毒、消暑止渴、利水消肿的功效。此粥可清热解毒、利水渗湿，适宜体质偏热者，以及高血压、水肿、眼结膜炎等病症患者食用。

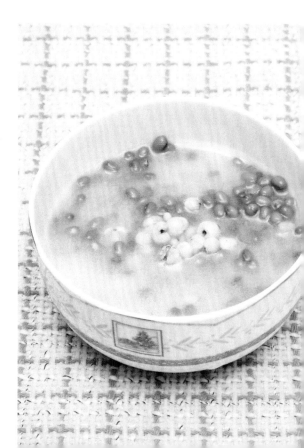